秋峯良二
城戸親男 編
美山泰教

快適な身体環境を求めて

［第2版］

ナカニシヤ出版

まえがき

　わたしたちは生まれてきたとき，すでに先への老いが約束されています。この約束はけっしてながくはない時間です。

　幼いころは精いっぱい遊びましたね。遊びのなかで自然と骨格が形づくられ，内臓が丈夫になり，からだのバランスをとることができ，遊びのルールを学習しながら少年期に向かいました。

　少年期もまたあわただしく過ぎていき，こんどは頭の学習が本格的になりました。からだもだんだんと大人として成長し，いまのあなたたちになったのです。

　すべてが一人前になり，人間のからだとして完成し，体力はピークを迎えました。ピークとは頂上，頂点ということで，あとはゆっくりと下降しはじめることを意味します。柔軟性があり，強かった筋肉，骨，内臓，ホルモンの分泌などが年齢を重ねるにつれ衰えはじめ，老いへと向かいます。お母さん，おばあさんたちの道をあなたもたどることになります。そこでいかに今の健康な状態をながく続けられるか，どういう考えで実践すればよいかが大切になります。

　「健康な状態」とはどういうことをいうのでしょうか。

　わたしたちはからだのことだけを取り上げがちですが，こころも大切な要素となります。また社会のありよう，生活環境にも左右されると考えられます。したがって「からだ」，「こころ（精神）」と「社会（環境）」の調和がほどよく保たれているときに，本当に健康であるといえるのではないでしょうか。

　このテキストではみなさんが求めているであろう健康について，講義をとおして，また社会人になっても十分活用してもらえるよう，特に女性の視点からもアプローチをしたつもりです。

　各章でその分野の執筆者が研究成果を紹介しています。みなさんの反応，理解を期待しながら，参考になり一助となるならば幸いです。

　と，書き綴った本書が出版されてから幾年が過ぎたでありましょうか。この間に，たいへん多くの方々にご愛読いただいたことに感謝を申し上げたいと思います。今回の改訂は，各章の執筆者が最新の情報を基に必要に応じて内容の充実を図りました。

　しかし，健康や運動に関する学問は日進月歩で進んでおり，まだまだ新たに加筆する必要がでてくるかと思います。是非，皆さまからのご意見をいただきながら，この本を育てていきたいと考えております。どうぞよろしくお願い致します。

2012 年 3 月

秋峯良二・城戸親男・美山泰教

目　次

まえがき　1

第1章　からだのサイズとコンポジション　　5

1　BMIでからだのサイズの見極め　5
2　からだのコンポジションとは　7
3　ファットをはかる　8
4　ファットのつきかたに注目　10
5　ファットを細胞レベルでみると　12
6　やせているとは　14
7　ダイエットの落とし穴　15
8　摂食障害の恐怖　16
9　骨が崩れる　17
10　30歳までに身体環境を整える　18

第2章　運動とエネルギー　　21

1　運動と三つのエネルギー供給系　21
2　エアロビック・エクササイズがおすすめ　24

第3章　フィットネスの評価　　28

1　フィットネスを理解する　28
2　体力テストからみえてくるもの　30

第4章　エアロビック・エクササイズの実践　　36

1　ヒトの歩くを考える　36
2　エアロビック・エクササイズをはじめよう　37
3　消費エネルギーを増やそう　42
4　エクササイズを続けるために　46

第5章　シェイプアップ・エクササイズの実践　51

　1　エクササイズの原則　51
　2　筋力系エクササイズの実際　52
　3　RM 法によるエクササイズ　56
　4　サーキット・トレーニング　59
　5　ストレッチング　60

第6章　加齢とフィットネス　63

　1　子どものフィットネス　63
　2　成人期以降のフィットネス　66
　3　更年期とフィットネス　67

第7章　月経・妊娠とフィットネス　69

　1　月経中のフィットネス　69
　2　妊娠中のフィットネス　70

第8章　こころのよりよい状態とは　72

　1　意欲的であること　73
　2　力を発揮できること　73
　3　思いやり　79

第9章　ストレスについて　82

　1　ストレスとは何だろう　82
　2　ストレスと仲良くなろう　84
　3　ストレスと行動パターン　87

第10章　スポーツと文化　88

　1　スポーツの概念　88
　2　スポーツの起源　90
　3　スポーツの近代化とその功罪　93

　巻末資料　97
　索　引　113

第1章
からだのサイズとコンポジション

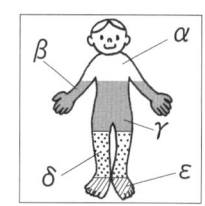

　私たちは家庭用の体重計を「ヘルスメーター」とよんでいますが，体重だけでHealthが計れるでしょうか。もちろん答えはNOです。しかし，生後3歳までは母子手帳に，小中学校の身体測定の結果も半年ごとに通知表に記されるように，体重の変化は発育・発達の状態を評価する指標として重要なもので，成長期での健康や栄養状態を裏づける役目をもちます。

　あなたは週に何回くらい体重計に乗りますか。筆者の行った調査では女子学生の生活する家庭ではその95％に体重計があるようです。そして，約70％の人が週に1回以上体重を測定しています。体重を測定するたびに一喜一憂するのも，自分自身のからだへの関心の現れでありとても大切なことだと思います。しかし，最も体重計の利用頻度の高かったのは平均的な体格の持ち主でした。見かけのスタイルやプロポーションばかりに惑わされてはいませんか。

　この章を学習することで「見た目」ばかりが先走りしている近年の「やせ指向」がもたらす社会的な価値観だけではなく，健康科学の視点からの価値観にも目覚め，あなた自身にとっての快適な身体環境を探るきっかけとなってほしいと考えます。

1　BMIでからだのサイズの見極め

　身体計測に用いられる項目には，身長・座高・体重・胸囲など様々なものがありますが，体格を評価するときには一般に身長と体重の2つの変数を用いた体格指数が計算されます。体格指数には発育・発達の評価としてローレル指数，栄養状態の評価としてカウプ指数などが，その他にも様々な評価基準が古くから用いられていますが，近年では体重（kg）を身長（m）の2乗で除して計算されるBMI（Body Mass Index：体重kg÷身長m^2）が広く普及しています。BMIによる体格の評価が広く用いられるようになった理由には，単にからだの大小や肥満ややせ傾向の有無を評価するのみでなく，健康との関わりとしていくつかの統計学的な知見が紹介されたことがその背景にあります。

　図1-1に示したように，BMIと疾病率の関係をみると，男女ともにBMIが約22の体格での疾病率が最も低いことが分かります。BMIの高い，すなわち身長に対して体重が大きい傾向の人は脂質や糖の代謝異常による生活習慣病の罹患者が多く，逆に，BMIが低い，すなわちやせ傾向の人には免疫能の低下からの感染症への罹患者が多いことなどが推

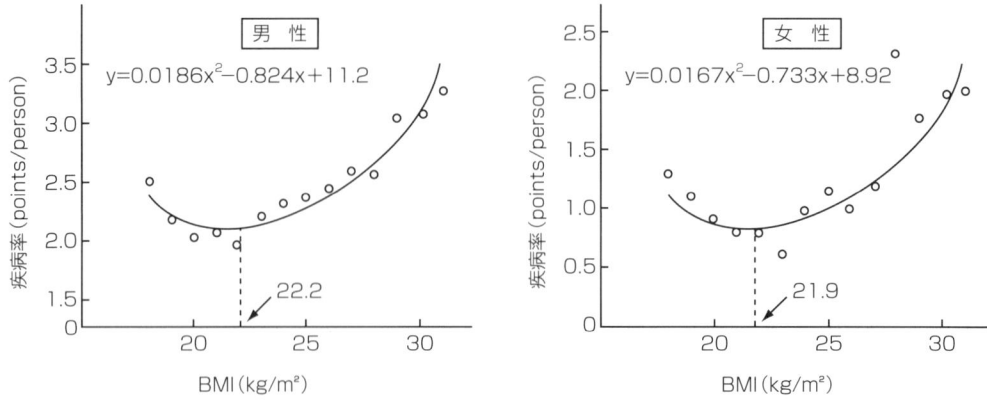

図1-1 BMI（Body Mass Index）と疾病率の関係（徳永ら，1991）

測されます。このようなことから，身長に対してBMIが22となるような体重の状態を健康科学的な見地からの理想体重（Ideal Weight）とよびます。あなたの理想体重は，身長(m)^2×22で計算できます。きっとあなた方の考えていた理想の体重とは大きな差があったことでしょう。図1-2に日本肥満学会が示したBMIによる体格の判定基準に筆者の調査結果を加えて示しました。BMIが20未満はやせ（低体重），20以上24未満は正常（標準体重），24以上26.4未満は過体重，26.4以上は肥満体重と判定されます。18歳の日本人女性の平均身長は約1.58m，平均体重は約52kgですから，そこから計算されるBMIは20.8です。この平均身長から健康科学上の理想体重をBMI22をもとに計算すると約55kgとなり，3kgも多いことになります。また，女子学生へのアンケートから計算したところ，女子学生が考えている理想体重はBMIで18.5（身長1.58mの場合46kg）となり，さらにかけ離れた結果を示しています。

このような健康という視点からは大きく逸脱した「やせ指向」による誤った理想がもたらす様々な弊害については後で述べますが，ここではあなた自身の健康上の理想体重がどの程度であるのかについての認識をしっかりともちましょう。また，太っていると思いこんでいた人，実際に肥満傾向で減量を考えている人も，どの程度の体重を目標にすべきかを考え直すきっかけとなることと思います。

上述のBMIによる体格の評価については理解できたと思いますが，これはあくまでも，ある

	30〜	肥満体重　Obesity 26.4以上
	29	
	28	
	27	
	26	
	25	過体重　Over Weight 24.0〜26.4
	24	
	23	標準体重　Standard Weight 20.0〜24.0
理想体重　Ideal Weight	22	
	21	
18歳日本人女性の平均　20.8*	20	
	19	低体重（やせ）　Under Weight 20.0未満
女子学生の考える見た目の理想　18.5**	18	
	17	
	16	
	〜15	

図1-2　BMI（Body Mass Index）を用いた体格の評価
*日本人体力標準値第四版より算出。**筆者未発表資料より

意味において単純に今の状態を評価する一つの方法でしかないことも知っておく必要があります。既に生を受けて20年近くにもなるあなたのからだは，これまでの様々な食や運動に関わる生活習慣，健康に関わる様々な事象のもとに形作られています。そして，これからの長い人生では加齢による様々な変化を受け入れていかなければならない，といった現実にも目を向けることが大切になります。思春期以降の体重やBMIの変化を思い出してグラフを作成してみてはどうでしょう。今までのあなた自身のからだの経年的な変化を見据えながら次へと読み進めてください。

2　からだのコンポジションとは

　BMIによる体格の評価は，からだの大きさを示す基本的な変数として重要な意味をもちますが，生活習慣病との関わりといった健康状態を論議するには十分なものとはいえません。そこで，もう少しからだの中身について詳しく観察していきたいと思います。近年，テレビや雑誌などのメディアで「体脂肪率」といった言葉をよく耳にします。また，家庭用の安価な体脂肪測定器が販売されるようになりました。このように体重を構成するからだの様々な要素に注目し，その量や構成比率を測定し評価するといった概念を「身体組成（Body Composition）」といいます。

　からだを構成する物質を最も細かな単位でみると，それは原子や元素となります。人のからだを構成する元素は50あるといわれており，構成比において主要な元素はあなたたちもよく知っているものばかりです。標準的な体格の男性では，その構成比の多い順から酸素（61％），炭素（23％），水素（10％），窒素（2.6％），カルシウム（1.4％）などとなります。また，これらの原子からなる分子成分でみると，同様に水分（60％），脂質（19.1％），蛋白質（15％），ミネラル（5.3％）などとなります。さらに，これらの分子で構成された細胞，そして組織や器官についても様々な見方が可能ですが，ここでは栄養学や運動生理学といった健康科学の領域で最も基礎的で，そして最も一般的と考えられる身体組成のモデルを用いて解説します。

　図1-3に示したように，からだ（体重，Body Mass）は体脂肪量（Body Fat Mass）と，脂肪以外のすべての組織の重さとなる除脂肪量（Lean Body Mass：LBM）に大きく分け

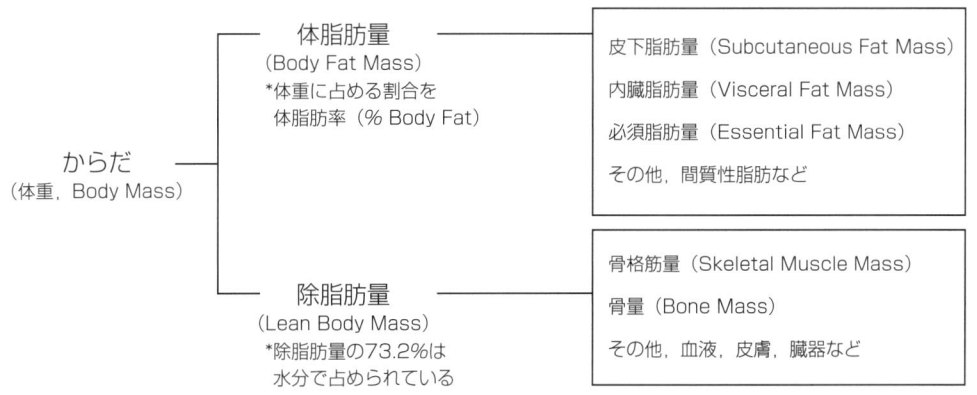

図1-3　身体組成（Body Composition）の基本的モデル

ることができます。また，体脂肪量の体重に占める割合を体脂肪率（% Body Fat）といい肥満の評価に用いられます。さらに，脂肪組織はからだの様々な部位に点在しその働きや機能も異なるため，より健康との関わりを評価する目的から皮下脂肪（Subcutaneous Fat）や内臓脂肪（Visceral Fat）に分けて，その量や分布状態を評価することができます。特に，内臓脂肪は糖尿病や高脂血症およびそれらがもたらす心疾患や脳血管障害といった生活習慣病との関わりが強いことから注目されています。これら体脂肪の量や分布に関わる測定の方法や評価の基準については後で述べます。

　除脂肪量で表される組織には脂肪組織以外のすべてが含まれています。脂肪組織には水分が含まれていませんので，先に述べたように成人男性で体重の約60%を占める水分はこの除脂肪量に含まれ，様々な組織の細胞の内外に分布しています。また，除脂肪量に含まれる最も大きな組織は骨格筋組織であり，筋肉の量が競技成績を大きく左右するようなスポーツ種目の選手ではその量が注目されます。さらに，近年では中高年女性での骨粗鬆症の発症やその予防との関わりから，骨量への関心も高まっています。また，この除脂肪量の大小はエネルギー代謝量の大小を左右することから，後で述べるダイエットに関わる視点からもキーポイントとなってくるものです。

3　ファットをはかる

　体脂肪量やその体重に占める割合である体脂肪率を測定することは，肥満を判定するためには非常に重要な数値となります。また，体重や体格では標準体重であるのに実は体脂肪率が高いといった「隠れ肥満」の判定にも有効なものです。自分自身のからだへの関心を高める動機づけともなるものですので，ぜひ一度何らかの方法で測定することを勧めます。

　体脂肪についての測定方法の開発は盛んに行われています。その原理や計算式に至るまですべてをここで紹介することは不可能ですが，基本的な二つの測定原理とそれに基づく簡便な測定方法を紹介します。

（1）　体密度法

　体密度法とは体脂肪組織と除脂肪組織がそれぞれ異なる密度（0.9g/mlと1.1g/ml）をもつことから，からだ全体の密度を測定することでそれぞれの構成比を算出しようとするものです。この方法には，水槽の中で体重を測定しアルキメデスの原理を用いて算出する「水中体重秤量法」（図1-4）や，密閉された容器の中で気圧の変化をもとにからだの体積を測定することによる「ガス置換法」（図1-5）などがあります。しかし，これらの方法は高価な設備や高い測定技術を必要としています。皆さんが比較的簡単に

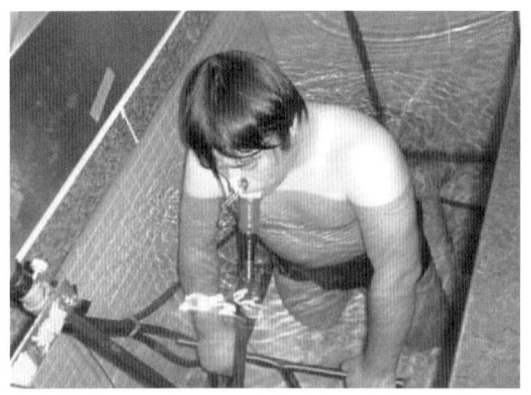

図1-4　水中体重秤量法による身体組成の測定

測定が可能な体密度法としては、「皮下脂肪厚法」があります。一般的には上腕背部と肩甲骨下部の2カ所の皮下脂肪の厚さをキャリパーとよばれる簡易な装置で測定し、その合計値から身体密度を算出し、さらにその結果から体脂肪率を推定する方法です（図1-6）。測定にはある程度の熟練が必要ですが、世界中で行われている最も簡便な方法といえます。しかし、この方法では皮下脂肪厚のみで内臓脂肪などを含めたすべての体脂肪量を評価することとなり、測定精度にはかなりの限界があるといえます。

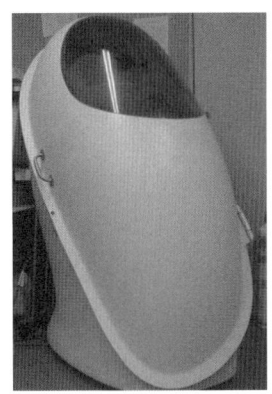

図1-5　ガス置換法を用いた身体組成の測定器

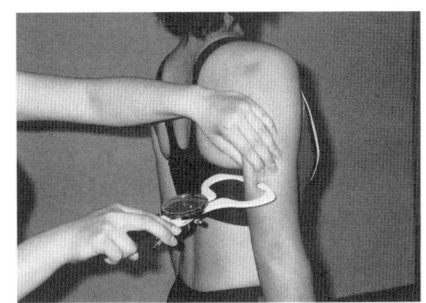

上腕背部
右側肩峰突起（肩の一番高いところ）と肘関節を結んだ中間点を縦につまむ

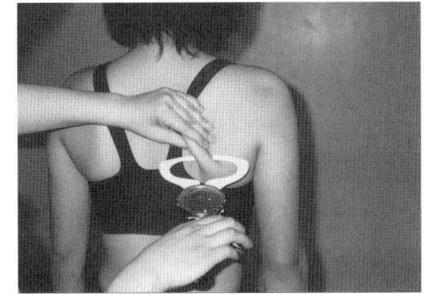

肩甲骨下部
右側肩甲骨の角の部分を45度の角度で斜めにつまむ

2カ所の皮下脂肪厚の合計を下の式のXに代入して身体密度を計算する（NagamineとSuzuki, 1964）

成人男性　身体密度＝1.0913−0.00116X　　成人女性　身体密度＝1.0897−0.00133X

算出された身体密度を次の式に代入して体脂肪率を計算する（Brozeckら, 1963）

男女共通　体脂肪率（％ Body Fat）＝（4.57÷身体密度−4.142）×100

図1-6　皮下脂肪厚法による体脂肪率の推定方法

（2）体水分量法

先に述べたように水分は脂肪組織には含まれず、除脂肪組織にのみ分布します。さらに、ヒトを含めた哺乳類の除脂肪組織の73.2％が水分である、という知見を仮定として、身体組成を評価する方法が体水分量法です。ゆえに、全身の水分の量が測定できれば除脂肪量が、体重から除脂肪量を引けば体脂肪量が推測できるといった考え方です。身体の水分量を正確に測定するためには「重水希釈法」などがありますが、専門的な知識や技術が必要となり、一般には実用的とはいえませんのでここでは省略します。

体水分量法の基本原理を応用した簡便な方法として「生体電気抵抗法（Bioelectrical Impedance Analysis）」を紹介します。生体電気抵抗法は、からだに弱い交流電流を流したときの電気抵抗値の大小で身体組成を評価しようとするものです。電気抵抗値は、電気

が流れるその導体（この場合はからだ）の長さや断面積によってその大小に影響を受けますが，導体に含まれる水分や電解質の量にも大きな影響を受けることとなります。つまり，水分や電解質を多く含んだ除脂肪組織は電気が流れやすく，脂肪組織は電気が流れにくいこととなります。現在家庭用などに市販されている体脂肪測定器はこの原理を応用したものです。非常に簡単に測定することができますが，その反面誤差が大きくなる可能性を含んでいます。からだの中の水分は運動による発汗や食物の摂取などで簡単に変化すること，皮膚の表面の電気抵抗値も様々なものに影響を受けやすいことがその主な原因です。測定条件を整えて（例えば朝起きて排尿後にからだが乾いた状態でなど），継続的に記録を観察するとよいでしょう。

このように，体脂肪に関わる測定はその測定装置の普及により，一見簡単で精度の高い結果が得られるものと考えられがちですが，実際には生きたからだを対象に測定を行うことは非常に難しく，いかに高価な装置を用いたとしても，測定された結果はあくまでも推定値にすぎないことも憶えておいてください。ゆえに，同一人物であっても測定法によって異なる結果が出ることも少なからずあるわけです。

これらの方法によって測定された身体組成に関わる変数の中で，肥満の状態を評価するために用いられるのが体脂肪率です。体脂肪率による肥満の判定基準は表1-1に示しました。正常範囲とされるのは成人男性では10～20％，成人女性では20～30％になります。それぞれ，この範囲以上は肥満傾向があるものと判定されますが，この後に示す体脂肪分布などと合わせて評価することも大切です。また，鍛えられたマラソンランナーは男性で5％未満，女性でも10％未満となりますが，女性の場合は体脂肪率が15％未満となるとホルモン環境に悪影響をおよぼし，月経周期異常などを高い確率でおこすこととなります。

あなた自身の理想や目標とする体脂肪率はどの程度でしょう。BMIと同様にあなたの身体の変化に合わせてじっくりと判断してみましょう。

表1-1 体脂肪率による肥満の判定基準

		やせ	標準	軽度肥満	中度肥満	高度肥満
成人男性	体脂肪率	10％未満	10～20％	20～25％	25～30％	30％以上
	皮下脂肪厚*	12mm未満	13～33mm	34～44mm	45～54mm	55mm以上
成人女性	体脂肪率	20％未満	20～30％	30～35％	35～40％	40％以上
	皮下脂肪厚*	33mm未満	34～46mm	47～54mm	55～62mm	63mm以上

＊皮下脂肪厚は上腕背部と肩甲骨下部の合計値の目安

4　ファットのつきかたに注目

これまで述べてきたように，BMIでは健康科学の視点からみた理想体重に対しての体格の大小が評価され，身体組成の概念をもとにした体脂肪率の測定では，体内に貯蔵された脂肪の量や割合が評価されました。つまり，「体重が多いかどうか」あるいは「脂肪が多い（太っているか）かどうか」が評価されたことになります。しかし，太っている（肥満している）ことと医学的に診断や治療を必要とする「肥満症」の状態であることは必ず

しも一致するとはいえません。こ
のような意味から近年では体脂肪
の分布，つまりからだのどの部分
に脂肪が多いのか，またどのよう
な脂肪の分布状態が健康上のリス
クを伴うのかについての研究が盛
んに行われています。

図1-7に二つの体脂肪分布の典型
的なタイプを示しました。一つは
臀部大腿型肥満とよばれ，皮下脂
肪蓄積型肥満あるいはその形状か
ら洋梨型肥満（Pear Type Obesity）
などともよばれています。一般に
は女性に多いタイプの脂肪分布を

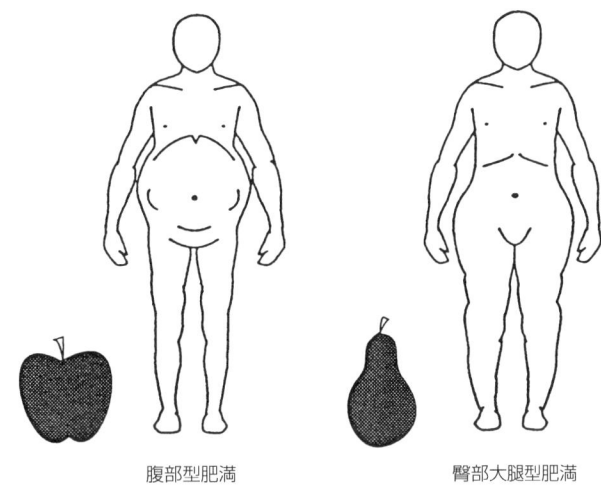

図1-7 体脂肪の分布状態からみた肥満のタイプ分け（下方，1993）

示しています。このタイプの肥満者は，比較的高い体脂肪率を示していても顕著な代謝異常を示すことが少ない傾向にあり，特に女性にとっては臀部（お尻回り）や大腿部（太もも）の多くの脂肪蓄積は女性ホルモンの正常な状態を裏づけているものともいえます。

　もう一つは，腹部型肥満あるいは内臓脂肪蓄積型肥満やりんご型肥満（Apple Type Obesity）とよばれています。中高年の男性に多く見られるタイプの肥満で，先にも述べましたが，腹腔内の内臓周辺に蓄積した脂肪は，糖尿病，高脂血症や虚血性心疾患などの発症率が高いことが指摘されています。女性についても閉経後の女性ホルモンが減少した身体環境では，このタイプの肥満も発現しやすくなっているといえます。また，このタイプの肥満の発症はエネルギーの過剰摂取や運動不足の他に，ストレスの蓄積や飲酒，喫煙習慣とも関わっているという報告があります。ゆえに，体脂肪率が高かった場合，どちらのタイプの肥満であるのかという見極めも重要となってくるのです。

　このような体脂肪分布の測定と評価にもいくつかの方法があります。内臓脂肪量を評価する方法としては，腹部（臍の位置）のコンピュータ断層画像（CT）や磁気共鳴画像（MRI）が一般的で，腹腔内脂肪の断面積や，それと同じ位置での皮下脂肪断面積との比で評価されます。しかし，これらの装置は高価で測定にも専門的技術が必要であり，健康科学的な範疇では実用的な方法とはいえません。最近の研究では，簡便な評価法として，腹囲のみの測定値でも腹部型肥満は判定できるといった報告もあり，メタボリックシンドロームの判定にも用いられていますが，ここではWHR（Waist Hip Ratio）という判定基準について紹介します。

　WHRは，臍の高さで測定された腹囲（cm）をお尻の最も出た部分で測定された臀囲（cm）で除して求めます。巻尺一つあれば今すぐにでも測定が可能なものです。日本人では，計算されたWHRの値が男性で1.0以上，女性で0.9以上であると腹部型肥満と判定されることとなります。20歳前後の青年期の女性ではほとんどこの判定基準以上の人はいないと思いますが，測定したらどこかに記録しておくとよいでしょう。それは，あなたの今後の体重や体格の変化を評価するときに必ず役立つからです。女性は20歳以後50歳ま

での間に平均して1年間に約170g近く体重が増加していきます。特別なトレーニングなどを実施していない限り，もちろんそれは体脂肪の増加によるものに他なりません。このような体重や体脂肪の増加が，あなたの5年後あるいは10年後に起こったときに，WHRを用いれば，先に述べたどちらのタイプの肥満傾向をもっているのかを評価することができます。つまり，体重が増加していてもWHRが変わらなければ，それは皮下脂肪の増加による体重変化で，あまり心配する必要はないでしょう。しかし，WHRが大きくなっている，つまり臀囲の増加以上に腹囲に増加があるような場合は内臓脂肪の蓄積が心配されます。

　ここで女子学生の皆さんががっかりすることを書き添えておきますが，先にも述べたように女性にとってお尻や太ももの皮下脂肪がたっぷりと付いていることは，健康で優れた身体環境であることの証明でもあるのです。またこれらの部位の脂肪は女性の生殖機能を助けるために生物学的にも確保されたものです。溜め込むのは積極的でも，放出することにはかなり消極的な性格をもった脂肪組織なのです。つまり，これらの部分をスマートにしようと考えていても，脂肪はなかなか落ちません。うまくつき合うことをお勧めします。

5　ファットを細胞レベルでみると

　脂肪について詳述してきましたが，ここで肥満するとはどういった現象なのかについて脂肪細胞の形態的な観点から説明を加えておきます。一般的に脂肪細胞というときは白色脂肪細胞を指しています。体内の余分なエネルギーが血液により運ばれ，中性脂肪として細胞内で合成され貯蔵されます。夕食をたっぷりと食べてすぐに寝てしまったりすると，夜中にこのような蓄積作業がどんどん行われるわけです。体内の他の細胞と比較して脂肪細胞の特異な性質に，その細胞サイズの変動性があります。つまり，蓄積する中性脂肪の量が増加すれば大きくなり，エネルギー消費の必要に応じ中性脂肪を放出すれば小さくなります。ゆえに，脂肪組織量は脂肪細胞の大きさと脂肪細胞数の積で表すこともできます。通常，正常体重者の脂肪細胞の大きさは0.6μg（μは100万分の1），脂肪細胞数は200〜250億個程度といわれています。

　では，肥満者の脂肪細胞はどのような状態になっているでしょうか。正常体重者と比べて体重が2倍であれば，体脂肪量は3倍以上（除脂肪量は肥満者でも大きくは変化しないため）になります。そして，この3倍以上の量の脂肪を貯蔵するために，正常体重者に比べて，細胞数は約2倍，脂肪細胞の大きさは約1.5倍程度になります。しかし，これはすべてのケースに当てはまるわけではなく，肥満による細胞数と細胞の大きさの変化には図1-8に示したように二つのタイプがあるようです。

　一つは，脂肪細胞の数は正常体重者と比べて顕著な差がないものの，脂肪細胞が明らかに大きくなっているタイプです。これは肥大性肥満とよばれ成人後に発症する単純性（エネルギーの過剰摂取や運動不足による）肥満のタイプであるといえます。図中の矢印を両側に付けましたが，このタイプの肥満は食事療法や運動療法などの継続的な実施によって比較的肥満が解消されやすいタイプであるとも考えられます。大学入学後一人暮らしで食

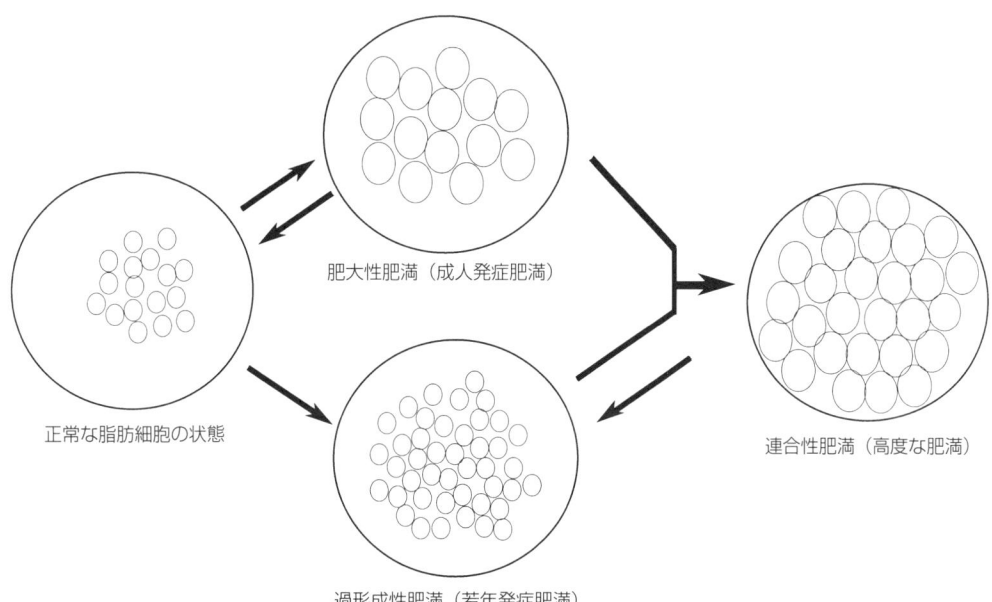

図1-8 脂肪細胞の形態と肥満の発症タイプ (五島, 1983を改変)

生活が不規則になったり，クラブ活動を急に行わなくなったりすると，すぐに4〜5kgは体重が増えてしまうと思いますが，そのような状況はこの肥大性肥満の状態が起こっていると考えてよいでしょう。肥満を解消しやすいタイプといった記述をしましたが，脂肪細胞が大きくなったり小さくなったりといった変化を短い期間に繰り返し行うと，徐々に細胞の脂肪放出への働きかけの機能が低下し，痩せにくい体質を作ってしまいます。急激なダイエットによる体重低下とリバウンドによる体重増加で，体重増減を1〜2年の間に2度3度と繰り返すウエイト・サイクリングといわれる現象は，このような危険性を伴うものと考えられます。

　もう一つは，正常体重者と比べ脂肪細胞の大きさには差はないものの，細胞数が顕著に多いタイプです。これは過形成性肥満とよばれ，主に若年発症の肥満者に多いタイプといえます。なぜなら，ヒトの脂肪細胞数の増加は胎児期（妊娠後期），生後1年前後までの乳児期と思春期に起こるといわれているからです。そして，この時期での過度の肥満は，必要以上に顕著な脂肪細胞数の増加を伴う危険性があるため注意が必要です。一度形成された脂肪細胞はその大きさを変化させることはあっても，一生消滅してしまうといったことはないからです。この意味においては過形成性肥満は脂肪細胞を小さくすることによって脂肪組織や体重を減少させることはできても，細胞数の面からは，肥満は一生解消できないこととなり，やせにくいタイプの肥満ともいえます。

　さらに，この脂肪細胞の肥大と過形成が同時に起こると連合性肥満とよばれるより高度な肥満へと発展してしまいます。つまり，脂肪細胞が大きく同時に細胞数が多い状態です。成人発症の特色がある肥大性肥満であっても，脂肪細胞の大きさにも限界があり，その限界を超えると新しい脂肪細胞を形成してしまうことになります。ここで述べてきた脂肪細胞の形態については，容易に測定や評価が行えるものではありませんが，この後で述べる

食事療法や運動量法による減量を試みる場合に，あなた自身がどのような体重の変化の経歴をもってきたのか，そして細胞レベルで考えたとき，どのようなタイプの肥満であるのかについても考えてみることが必要でしょう．

体内には，ここまで述べてきた白色脂肪細胞ともう一つ褐色脂肪細胞とよばれる脂肪細胞が存在します．白色脂肪細胞がエネルギーを蓄えておく貯蔵庫の役割であるのに対して，褐色脂肪細胞はエネルギーを消費する働きがあります．体温の調節や過剰な摂取エネルギーの消費を目的に，脂肪を分解し熱を放出するのです．エネルギーをある意味で無駄使いしてくれるこの褐色脂肪細胞の機能が低下すると肥満につながるともいわれており，太りやすい体質などといわれる一つの要因とも考えられます．だれでも食後に，食餌性体熱産生（DIT）とよばれる熱の放出が見られますが，やせ傾向の人の方がその熱産生が多く，肥満者ほど少ないようです．肥満者ほど摂取したエネルギーを大切にからだにため込んでしまう特性をもっていることになり，逆にその特性が肥満を形成してきた一つの要因ともなっているようです．

6　やせているとは

肥満は体脂肪が過剰に蓄積した状態であると定義づけられますが，一方のやせは，体脂肪のみが少ない状態と一言で定義づけることはできません．鍛えられた長距離ランナーであれば筋量も多く，そのような定義づけもできます．しかし，一般にみられるやせは体脂肪量および除脂肪量ともに少ない状態であるといえます．

筆者が標準体重とやせの女子学生を対象として，重水希釈法を用いて行った身体組成の測定結果（宇部，1997）について紹介します．予想されるように，BMIが20未満であったやせのグループは，BMIが20～24の標準体重者のグループと比較して，体脂肪量が明らかに低い結果となりました．しかし，体脂肪量を14カ所の皮下脂肪厚測定と体表面積から推定した皮下脂肪量と，その他の深部脂肪量（内臓脂肪や骨格筋の間に存在する間質性脂肪など）に分けて評価してみると，標準体重者と比べて顕著に少ないと判定できるのは皮下脂肪量だけでした．つまり，その他の深部脂肪量にはやせのグループと標準体重者のグループでほとんど差がなかったことになります．このことは，摂取エネルギーの増加や運動不足，喫煙や飲酒，ストレスの蓄積などの要因が加わったとき，内臓脂肪の増加による生活習慣病の発症の危険率には，標準体重者グループとやせグループで，ほとんど差がないといってもよいことになります．さらに，顕著に低い皮下脂肪量は女性ホルモンが不十分な環境とリンクして，無月経や生理不順といった月経周期異常をきたす要因を招いてしまうのです．

また，除脂肪組織の低下は，あなたの身体機能そのものの低下を意味します．除脂肪組織の15％を喪失すると顕著な免疫能の低下，30％を失うと歩行困難，50％を失うと死に至るといった臨床記録（ヘイムスフィールドら，1982）もあります．このように肥満者と比べてあまり注目されてこなかったやせの人にも，健康を阻害する要因は数知れず存在していることになります．

やせているという現象だけに満足をしている人は，もう一度やせている状態を見つめ直

すことが必要でしょう。成長期に肥満傾向であった人は，骨組織や骨格筋組織もその重量に耐えられるような発育がなされています。しかし，やせている人はその少ない体重を支えるだけにしか発育していないという見方ができるのです。成長期を過ぎた今，やせているあなたが今後体重の増加を迎えたときに，今のあなたの骨や筋肉はそのからだを支えて十分に機能を発揮してくれるでしょうか。

7 ダイエットの落とし穴

　新しい世紀に入っても全く衰えを知らない「ダイエットブーム」は，今後も様々なメディアによって拍車がかけられることと思います。しかし，乱れ飛ぶ情報を冷静に見つめてみると，そのブームの根底となっている価値観にも少なからず変化が見られます。この章の冒頭でも少し触れましたが，「見た目」といった現代の文化的あるいは社会的価値観のみではなく，生活習慣病の予防などを目的とした健康科学的価値観が付加されてきているのは明らかです。これはもともと医学的な基礎研究の立場からはごく当たり前のことですが，特に，青年期の女性にはなかなか受け入れられてこなかったことです。スーパーモデルとよばれる顕著にやせた人たちが表紙を飾っていたファッション雑誌も，欧米ではより健康的なモデルを採用するようになってきています。これは，極端なダイエットによる健康阻害に対する警鐘だと聞いています。健康科学的価値観がファッションといった文化的価値観を動かしはじめたともいえます。あなたの価値観は今どこにあるのか，考えてみましょう。

　図1-9に5歳から60歳までの日本人男女のBMIの年齢変化を示しました。男女ともに15歳までは成長期に合わせてBMIが同じような変化をしていますが，その後の女性のBMI変化に特異な様相が観察されます。女性の15歳から25歳くらいの期間に下降現象がみられるのです。このような体格の断層的な下降現象は他の哺乳類でみられることはないでしょう。そして，1970年頃までには日本人女性にもみられなかった現象です。これはおそらくダイエットによる意図的な体重調節の現れであると考えられます。

　Dietは，もともとは臨床的に食事を管理することであり，科学的には明らかに疑わしいものも含むカタカナの「ダイエット」とはかなり範疇が異なるものですが，ここでは，日常的に用いられる

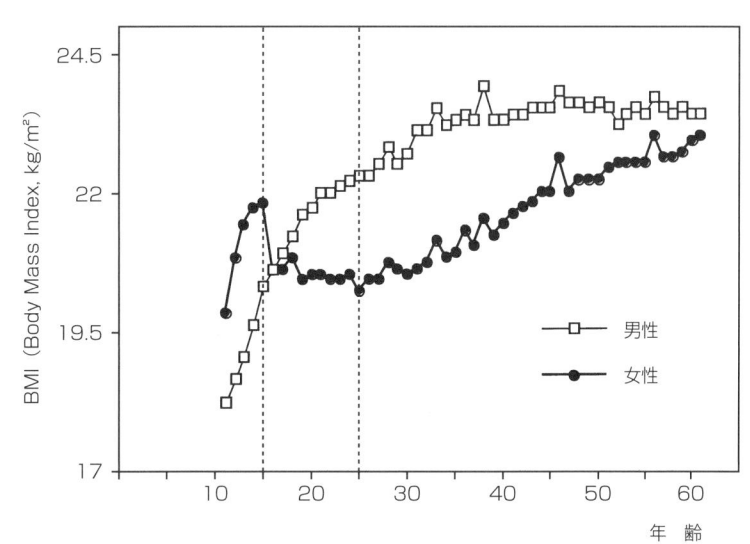

図1-9　BMIの年齢による変化（日本人の体力標準値第五版より作図）

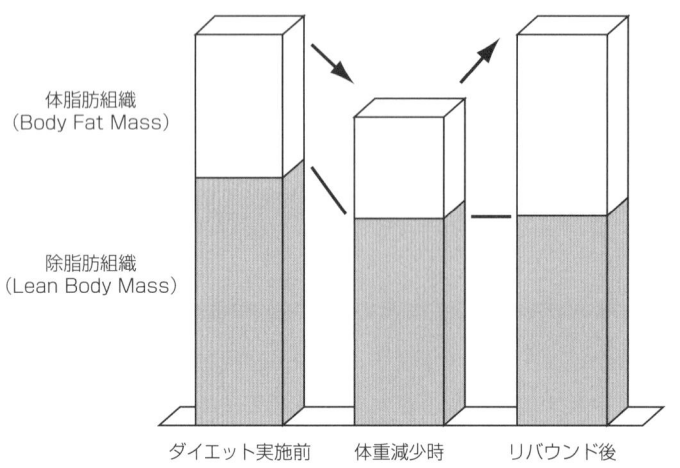

図1-10 ダイエットによる体重減少とリバウンドによる体重増加に伴う身体組成の変化モデル

カタカナでの意味で用いています。

極端な食事制限によるダイエットは飢餓状態に等しく、体脂肪の減少以上に除脂肪組織の減少を伴う恐れがあります。除脂肪組織を減少させてしまうと、骨格筋や骨組織を減少させることとなり、やせたというよりは「やつれた」状態になってしまいます。骨組織の減少に関することは骨粗鬆症のところで後述しますが、骨格筋が減少すると運動機能や体力の低下はもちろんのこと、基礎代謝量の低下といった問題を引き起こしてしまいます。基礎代謝量とは体温の保持や呼吸循環器系の機能維持など、生きていく上で最小限必要なエネルギー代謝量のことで、1日の総エネルギー消費量の約60％を占めています。そして、この基礎代謝量は骨格筋の量に大きく左右されるものです。ダイエットによって除脂肪組織が減少し基礎代謝量が低下すると、その状態でのからだの維持に必要な摂取エネルギー量はダイエット前よりさらに少なくなり、ダイエットを中止したときの体重のリバウンド現象が顕著に現れてきます。そして、ここで問題となるのは、体重がダイエット前に戻っただけと思ってしまいがちなことです。図1-10に身体組成のモデルを用いて示しましたが、体重が減少するときは体脂肪組織と除脂肪組織の両方が減少し、リバウンドで体重が増加する段階では特別な運動やトレーニングを実施しない限り増加するのは脂肪組織のみです。ゆえに、体重計の針はダイエット前と同じでも体脂肪率は増加しているという不幸な結果を生むこととなります。さらに、脂肪細胞のところでも述べたように体重減少とリバウンドを繰り返し行うウエイト・サイクリングに陥りやすくなります。

8 摂食障害の恐怖

極端なやせ願望による歪んだボディ・イメージは、「摂食障害（Eating Disorder）」を引き起こす危険性をともなっています。摂食障害の患者数をみると、1980年頃は人口10万人に対して1.5人程度でしたが、1998年には18.5人に急増しているといった報告（大野ら、1998）があります。患者のほとんどが若い女性ですので、その年齢層だけに絞るとかなり高い割合といえます。あなたの身近にも摂食障害で悩む仲間が少なからず存在していると考えられます。

摂食障害には、食物を摂取することあるいは太ることへの極端な罪悪感から、食べることを拒んでしまう「拒食症」と、無茶食いや自己誘発性の嘔吐を不定期に繰り返す「過食症」があり、過食症は一般に拒食症の反動として起こるようです。拒食症の患者も「食べ

たい」という欲求がないのではなく，逆に強いのかもしれません。しかし，その食欲に対して「食べたら太る」という異常に強いブレーキが踏まれています。ですからそのブレーキから突然足を離してしまうと，過食という全く逆の行動が起こってしまうといわれています。摂食障害の治療ではそのブレーキを，時間をかけてゆっくりとはずすことができるように進められます。治療には長い期間と周囲からの様々な応援が必要となります。

摂食障害の傾向があるかどうかを判定するリストもありますが，ここでは紹介しないことにします。それよりも，あなた自身のからだへのイメージのもち方を見つめ直しましょう。体格や体型について他人の目をどの程度気にしているのかを評価する「社会的体格不安尺度」（磯貝，2001）という心理調査があります。その項目には，「水着を着ると体型が気になる」，「他人が一緒にいると自分の体型が気になってしまう」などがありますが，あなたにはこのような傾向がどの程度あるのかについて考えてみましょう。

9 骨が崩れる

骨粗鬆症（Osteoporosis）という言葉を近年よく耳にします。これは骨量が減少し骨折が起こりやすくなった病態のことを指していて，中高年の女性に非常に高い確率で観察されます。腰椎などのブロック状の骨が崩れたり，転倒によって簡単に腕の骨を骨折したりすることになります。また，高齢者が骨折すると「寝たきり」となりやすく，他の身体機能まで低下させてしまいます。

骨は一見何の変化もしていないように思われますが，常に骨吸収（破骨）と骨形成（造骨）が繰り返されています。そのバランスが保たれていれば骨量が減少することはないのですが，閉経期では骨吸収が進み，高齢者では骨形成が低下することで骨粗鬆症が起こってしまうのです。そして悲しいことに誰もがこの骨量の低下の道を進まなければならないのです。閉経期の骨量の低下には女性ホルモンの低下が強く関わっているため，ホルモンを投与する治療がなされます。また，運動を定期的に行うことで，骨量の低下をある程度ゆっくりにしたり，身のこなしの能力を高めて転倒を防止することなどの対策もありますが，どれも根本的な治癒とはなりません。厳しい言い方が許されるならば，「手遅れ」ということになります。

単位面積あたりの骨量を骨密度といい，骨粗鬆症の診断に用いられますが，骨密度は図1-11に示したような変化をします。骨の長さや太さは身長の伸びにともなって成長期に発育し，20歳頃までに完成されます。そして，骨密度もおおよそこの20歳頃に最も丈夫な最大骨量の時期を迎えることとなります。この最大骨量の時期は40歳過ぎまで続きますが，その後は先に述べたように閉経を一つの境界として低下が始まります。そして，最大骨量の時期に骨密度が低い傾向であった人は，早い年齢で骨折危険域に達してしまうことになります。ですから成長期から最大骨量の時期までに骨の貯金をしっかりしておくことが，骨粗鬆症の予防の最も重要なことなのです。カルシウム飲料のコマーシャルはけっしておばあちゃんたちだけを対象にしているのではありません。あなたたちに今の時期に飲んでもらおうとしているものと考えられます。今から30歳頃までの時期を特に意識すれば，まだ骨量を引き上げることは可能でしょう。

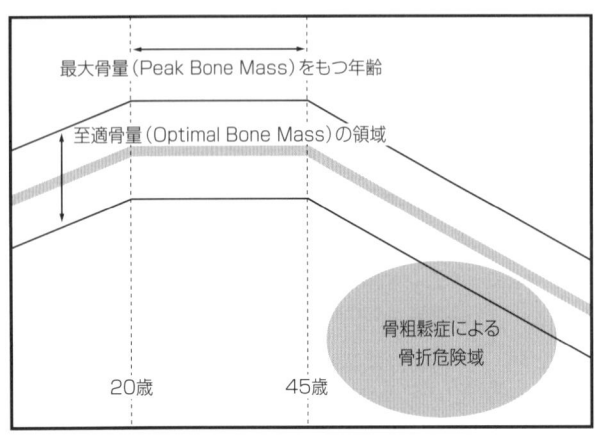

図1-11　骨量の年齢変化

骨量を高めるためのポイントを栄養と運動の二つの視点から概説します。栄養面ではいうまでもなく，カルシウムの十分な摂取が最も重要となります。厚生労働省の出した栄養所要量では1日600mgが必要とされていますが，骨粗鬆症の予防という観点から考えると800mg以上を目標とする必要があるようです。また，妊娠や授乳期には1000mg以上が必要となります。授乳期間が長かった女性は骨粗鬆症の危険因子が高いという指摘もあり，十分に注意する必要があります。日本人の現在の食生活では平均550mg程度しか摂取されていません。また，地域差をみると九州地区は約500mgとさらに低い傾向があるようです。さらに，カルシウム以外でも骨の構成要素の約30％を占めるコラーゲンとよばれる蛋白質の摂取も重要となり，カルシウムの吸収を促進するビタミンDも不可欠となります。その他にビタミンCなどバランスの良い食生活が望まれ，極端なダイエットやインスタント食品への偏りは危険な要因となります。

運動不足も重大な危険要因です。どれだけ努力してカルシウムを摂取しても，骨を強くする必要性にからだが気づかなければ，排泄されてしまうと考えてよいでしょう。骨を強くするためには，運動によって重力の刺激を骨に与える必要があります。よく例にされるのは宇宙飛行士の話ですが，無重力の宇宙ステーションに長期間滞在すると骨形成の機能が停止してしまい，骨量が著しく低下してしまいます。日常的に不活発でベッドレストが多い状況もこれに近いことになります。このテキストを筒状に丸めて左手で持ち，机の上に立ててください。それを右手で上からたたくような，そんな刺激を骨は必要としているのです。

10　30歳までに身体環境を整える

筆者の大学の卒業生で，45歳前後の女性に20歳以後の体重の変化を自己申告してもらうといった調査（宇部，1997）を行ったことがあります。記憶が曖昧な人やかなりの過少申告をした人もいましたが，大学に新入生の時の記録が残っていましたので，疑わしいものは削除して統計処理してみました。平均値の変化はどこの資料にもあるようなものと変わりませんが，一人一人の変化をグラフにして，よく似た変化のパターンのものを集めてみると新しい知見がいくつかみつかりました。

最も多い体重変化のパターンは平均値の変化と同じように20歳以後45歳まで徐々に増加するというものです（図1-12　A）。次に多いのは40歳代になってから体重が顕著に増加するというパターンでした。そして興味深い結果は，体重が減る変化をした人たちでは，体重が減少したのは20歳代で，30歳以降はあまり変化がないというパターン（D）が多く，それ以外のパターンはほとんどないことです。つまり，体重の減少が期待できるのは

20歳代がポイントで，30歳を越えるとおおよそ定着するということです。しかし，増加傾向者についてみると，20歳代で顕著な体重増加があった人は，30歳以降もその増加が止まらないケース（C）が多く，30歳以降に体重増加が止まるといったパターン（B）はほとんどありませんでした。このように，体重といった視点からも20歳代でどのような生活を過ごすか，そしてどのような身体環境をつくっていくのかが30歳以降を大きく左右するものと思われます。

ここで紹介した体重変化のパターンと，先に述べた骨量の変化などを合わせて考えると，女性にとって20歳代はその後60年以上を生きていくために身体環境を整える非常に重要な時期であることがわかります。就職や結婚といった生活環境の変化，妊娠や出産といった大きな身体環境の変化もこの時期に経験される人が多いでしょう。今までの成長の過程や運動経験，その中での自分自身のからだの変化を縦断的に見据えながら，将来のことをイメージしてください。テキストを読めば「からだを学ぶ」ことはできますが，自分自身の「からだで学ぶ」ことが「快適な身体環境」の扉を開く鍵となるのです。

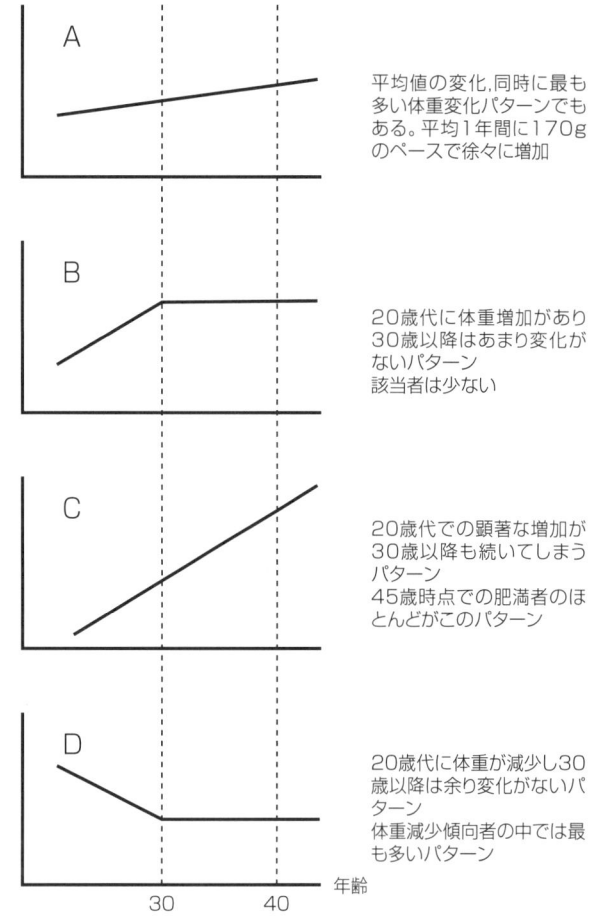

図1-12　20歳以後の女性の体重変動パターン分類

引用・参考文献

Brozek, J., Grande, F., Anderson, J. T. & Keys, A. 1963 Densitometric analysis of body composition : Revision of some quantitative assumption. *Annals of the New York Academy of Science*, **110**, 113-140.

Heymsfield, S., Stevens, V., Noel, R., McManus, C., Smith, J. & Nixon, D. 1982 Biochemical compsition of muscle in normal and semistarved human subjects: Relevance to anthropometric measurements. *American Journal of Clinical Nutrition*, **36**(1), 131-142.

Hirsch, J. & Knittle, J. 1970 Cellularity of obese and non-obese human adipose tissue. *Federation Proceedings*, **29**, 1518.

Isogai, H., Brewer, B. W., Cornelius, A. E., Komiya, S., Tokunaga, M. & Tokushima, S. 2001 Cross-Cultural validation of the social physique anxiety scale. *International Journal of Sport Psychology*, **32**(1), 76-87.

健康科学木曜研究会編　1998　現代人のエクササイズとからだ　ナカニシヤ出版

Nagamine, S. & Suzuki, S. 1964 Anthropometry and body composition of Japanese young men and women. *Human Biology*, **36**, 8-15.

日本肥満学会　1993　肥満症―診断・治療・指導のてびき―　医歯薬出版

大野誠・池田義雄　1983　肥満の防止　五島雄一郎編　成人病の辞典　日本評論社

大野良之・中尾一和・野添新一　1998　中枢性摂食異常症の全国疫学調査

下方浩史　1993　体脂肪分布　腹部型肥満の基礎と臨床　杏林書院

Tokunaga, K., Matsuzawa, Y., Kotani, K., Keno, Y., Kobatake, T., Fujioka, S. & Tarui, S.　1991　Ideal body weight estimated from the body mass index with the lowest morbidity. *International Journal of Obesity*, **15**, 1-5.

東京都立大学体育研究室編　2000　日本人の体力標準値　第五版　不昧堂出版

宇部　一　1997　自己申告体重の正確さについて―長期間に及ぶ体重・体格変化の検討―　精華女子短期大学紀要，**23**，51-57.

宇部　一　1998　身体組成の測定原理とその方法　小宮秀一編著　身体組成の科学　不昧堂出版

Ube, M., Komiya, S. & Migita, T.　1997　Distribution of adipose tissue and physiological profiles of women with BMI values below 20. *Journal of East Asian Sport and Exercise Science*, **1**, 65-68.

山登敬之　1998　拒食症と過食症―困惑するアリスたち―　講談社現代新書

第2章
運動とエネルギー

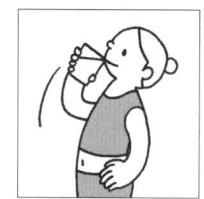

　運動とか筋の収縮といった言葉を耳にすると，非常にダイナミックなスポーツ活動をイメージされるかもしれませんが，このテキストを開いた時のあなたのその指も，まばたきしたその瞼もいま運動をしたのです。指が動くという現象は指の関節が動くと言い換えられます。また，関節はその関節をまたいで存在する骨格筋の収縮によって動いているのです。つまり，どんなに小さなからだの動きであっても，それは骨格筋の収縮がもとになっているのです。では，骨格筋はどのようなメカニズムで収縮してその力を発揮しているのでしょうか。骨格筋の物理的な構造にいたるまではこのテキストでは扱いませんが，その収縮にはエネルギー源が必須であることは言うまでもありません。この章では，日常的な活動からスポーツ場面にいたるまで，私たちのからだの動きのもととなるエネルギー源について概説します。運動や栄養について考える上で最も基礎的で不可欠な知識となります。

1　運動と三つのエネルギー供給系

　骨格筋の収縮にはアデノシン三リン酸（Adenosine Triphoshate：以下 ATP）という物質をエネルギー源として利用する必要があります。ゆえに，食事により摂取された糖質・脂質やたんぱく質といった栄養素は，からだの中で複雑で様々な分解や合成をへて，ATPの産生へと供給されることになります。ATPはアデノシンと三つのリン酸基（p）からできている化合物（アデノシン–p〜p〜p）で，リン酸の結合部分（〜）に高いエネルギーが蓄えられています。そして，ATPの末端のリン酸が分解されるときエネルギーが放出され，筋の収縮が起こることとなります。

　ATPは筋の細胞内に貯蔵されていますが，その量はほんのわずかで常に補充するための合成が必要になります。特に，ダイナミックな運動時は安静時に比べて100倍以上にもATPが必要とされることがあります。ここではATP合成のためのエネルギーの供給の仕組みを大きく三つに分けて説明します。

(1)　ダッシュ，ATP-PC系
　ATPを再合成するためのエネルギーを最も早く供給するのが，筋に貯蔵されているクレアチンリン酸（Phospho-Creatine：PC）です。クレアチンリン酸もATPと同様に高いエネルギーでリン酸が結合している化合物で，クレアチンとリン酸に分解されるときに，

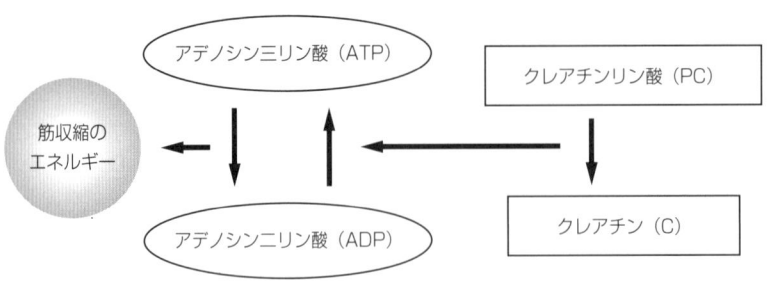

図2-1　ATP-PC系によるエネルギー供給

ADP（アデノシン二リン酸：ATPからリン酸が一つ分解された状態）をATPに再合成するエネルギーを放出します。このように筋に蓄えられていたATPの利用とクレアチンリン酸の分解による再合成といったエネルギー供給の流れをATP-PC系といいます（図2-1）。しかし，このクレアチンリン酸の筋での貯蔵量もごくわずかで，「ヨーイドン」で全力疾走したならば約6秒間で使い切ってしまう量です。6秒間ならばせいぜい50m走れれば良いところですが，さらに100m，200mと走り続けるためには，次のエネルギー供給機能が働かなければなりません。

（2）　強く激しく，解糖系

　全力疾走のような激しい運動をさらに持続するためには，グリコーゲンやグルコースといった糖が分解され，ピルビン酸となる過程で得られたエネルギーがATPの再合成に用いられます。短時間の激しい運動時では，ピルビン酸は乳酸に還元されることから，この解糖系のことを乳酸系とよぶことがあり，乳酸は他の組織でのエネルギー源として再利用されることになります。

　また，乳酸は長年にわたり筋の収縮活動による疲労物質であるとされてきましたが，近年の研究では，筋疲労のメカニズムにおいて，乳酸の蓄積は主たる要因とはならないことが報告されています。しかし，解糖系による活発なエネルギーの産生時に乳酸が蓄積されること，そしてそのような状況と同時に顕著な疲労が起こることは事実であるといえます。このような激しい運動の状況下では筋に蓄えられたグリコーゲンの量からも，持続時間は90秒程度が限界であると考えられます。

　先に示したATP-PC系とこの解糖系はエネルギー産生の初期の段階で酸素を必要としないことから，表2-1にも示したように無酸素系とも呼ばれ，無酸素系の中でも乳酸の産生を伴わないATP-PC系を非乳酸系と呼ぶことがあります。

（3）　マイペース，有酸素系

　運動の強度が比較的低く，さらに長時間持続するような場合は有酸素系とよばれるエネルギー供給系が働きます。酸素が十分に供給されるとTCA回路とよばれる化学反応連鎖などによって，糖質，脂質，たんぱく質ともに水と二酸化炭素に酸化され，その過程でATPの再合成が行われます。糖は先に述べた乳酸系の過程でもエネルギー源として代謝されましたが，脂質はこの有酸素系でのみ代謝され，運動が長時間になればなるほど脂質の利用が多くなります。また，通常の運動ではたんぱく質の利用はごくわずかなものと考えられます。

　これら三つのエネルギー供給系の基本的な特徴を表2-1にまとめました。表にも示しま

表2-1 三つのエネルギー供給系の特徴

エネルギー供給系	無酸素系		有酸素系
	ATP-PC系（非乳酸系）	解糖系（乳酸系）	
エネルギー供給速度	非常に速い	速い	遅い
利用されるエネルギー源	クレアチンリン酸	グリコーゲン・グルコース	糖質・脂質・たんぱく質
エネルギー供給の持続時間	約6秒	約90秒	無制限
酸素の利用	なし	なし	あり
主な運動種目	短距離ダッシュ・重量挙げ	400m競争・100m競泳	長距離走・ウォーキング

したが，ATP-PC系と乳酸系はそのエネルギー供給の過程で酸素を必要としないことから無酸素系といった表現を用いることもあります。そして，ATP-PC系は，無酸素系の二つの過程のなかで乳酸を蓄積しないことから非乳酸系とよばれることがあります。

（4） エアロビクスとアネロビクス

ここで説明してきた三つのエネルギー供給系と運動の強さや持続時間との関係を図2-2に示しました。横軸は運動の強さと持続時間を同時に示しています。強度が高い運動では持続可能な時間は短くなり，強度が低い運動では長時間の持続が可能になるというように理解してください。また，縦軸はその時に供給されたATPがどのような供給系によるものかを示しています。ゆえに，強度が高く持続時間が短い（図の左側）ところではATP-PC系がそのときの運動に必要なATPをほとんど供給していることになります。逆に，強度が低く持続時間が長い運動（図の右側）では，その運動に必要なエネルギーはほとんどが有酸素系によって供給されていることとなります。また，図の上に示したように，有酸素系によるエネルギーの代謝（Aerobic Metabolism）をもととした運動は，エアロビック・エクササイズ（Aerobic Exercise）あるいはエアロビクス（Aerobics），無酸素系によるエネルギー代謝（Anaerobic Metabolism）をもととした運動は，アネロビック・エクササイズ（Anaerobic Exercise）あるいはアネロビクス（Anaerobics）という表現が用いられます。

図の中でも点線で示しているように，エアロビクスとアネロビクスの境界線は容易には引くことができません。また，個人の体力の特性によってもかなり異なりますが，AT（Anaerobic Threshold：無酸素性作業閾値）といわれる境界値で説明できます。ATは運動時の呼気を分析することなどからも測定されますが，ここでは血液中の乳酸の濃度の変化から説明します。仮にあなたが，スタートは

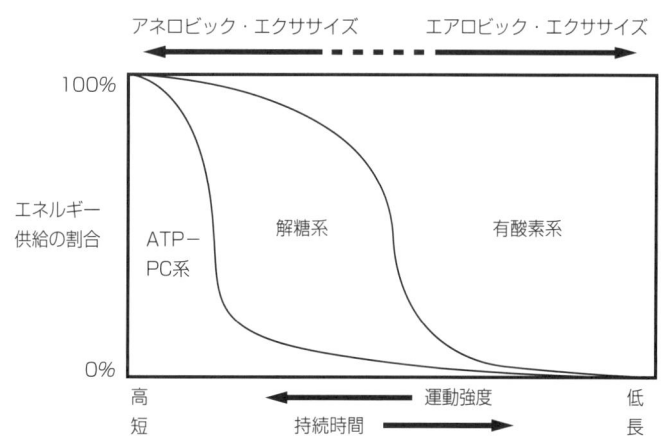

図2-2 エネルギー供給系と運動の強度・持続時間の関係

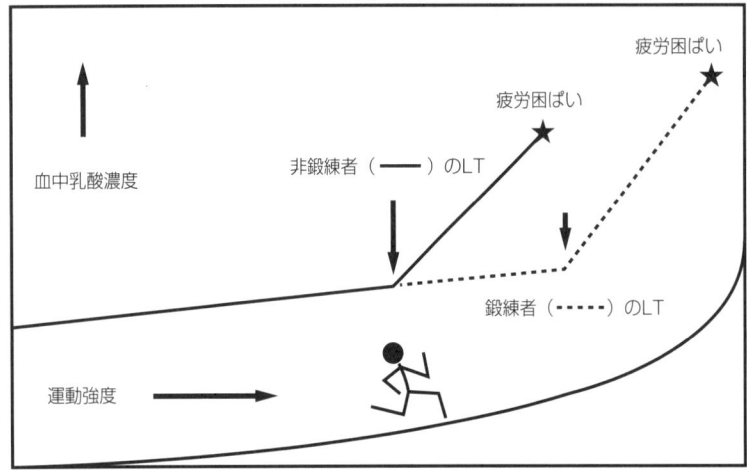

図2-3 血中乳酸濃度の変異点（LT）からみたエアロビック・エクササイズとアネロビック・エクササイズの境界

平地で徐々に傾斜がきつくなっていく上り坂を，一定のスピードでジョギングするといった課題が与えられたとき，からだの中でどのようなエネルギー供給が行われているのかを考えてみましょう（図2-3）。はじめは平地をジョギングするのですから，もちろん有酸素系のエネルギー代謝による運動となります。しかし，坂道がきつくなってくるとからだを押し上げながら同じスピードを維持するためには，より強い運動強度に対応する無酸素系のエネルギー代謝が必要となってきます。そして，この無酸素系のエネルギー代謝が活発にはじまると代謝産物として乳酸が血液中に貯まりはじめてきます。このように血液中の乳酸濃度が急激に上昇しはじめるときの運動の強さをLT（Lactate Threshold：乳酸性作業閾値）とよび，エアロビクスとアネロビクスの境界値（AT）の一般的な評価基準となるのです。体力の優れた人はあなたよりもっと先まで快調に走り続けるでしょうが，その人は有酸素系のエネルギー代謝の能力があなたより優れているため，まだ無酸素系の代謝に大きく頼ることなく，走り続けていることになります。さらに，鍛えられた人は貯蔵されたエネルギー量の多さ，疲労に耐えて運動を継続させる能力にも優れています。特に持久力を必要とするスポーツ選手は，このATについてもっと詳しく学んでみるとトレーニングのヒントがみつかるかも知れません。

脂質や糖質といったエネルギー源の使い方は，からだのどこかにスイッチがあって，自由に切り替えができれば減量にも便利ですが，そううまい話にはなりません。しかし，運動の強さや持続時間を各自の身体環境（ここでは全身持久力やATなど）に合わせて調節すれば，ある程度はターゲットを絞ったエネルギー源の消費が可能となることが理解できたことと思います。全身持久力の評価や実際の運動の仕方については「第3章 フィットネスの評価」や「第4章 エアロビック・エクササイズの実践」を参考にしてください。

2 エアロビック・エクササイズがおすすめ

先に述べたように運動は，それを遂行するためのエネルギー供給の過程からエアロビック・エクササイズとアネロビック・エクササイズに分類することができます。しかし，もしあなたが特定の競技スポーツの選手ではなく，健康の維持や減量のために運動をしようとするならば，エアロビック・エクササイズを選択してください。アネロビック・エクササイズも成長期には瞬発力を養うことや，骨格筋を発達させる意味で重要となります。し

かし，成人後，高齢者にいたるまで安全に行える運動として，次にあげるいくつかの理由からエアロビック・エクササイズをお勧めします。

(1) 運動不足症に対する予防軽減効果

運動不足症には，消費エネルギーの減少による余剰エネルギーがもたらす代謝異常と，骨格筋や骨組織の萎縮や弱体化などがふくまれています。特に，余剰なエネルギーは体内に脂肪として蓄えられるために肥満を生み，肥満の状況下では血液中のコレステロールや中性脂肪が異常に高い状態となる高脂血症へとつながります。高脂血症は脳や心臓の血管を詰まらせることとなり，脳血管障害（脳溢血など）や虚血性心疾患（心筋梗塞や狭心症）の主因となります。また，糖尿病も運動不足や内臓脂肪の蓄積との強い関わりが指摘されています。

脂肪がエネルギー源として身体活動によって消費されるためには，運動の様式はエアロビック・エクササイズが選択されなければならないことはもう十分に理解できていることと思います。運動不足症や栄養の過剰な摂取と，ストレスといった精神面を加えた様々な要因の積み重ねが，生活習慣病を引き起こすものと考えられますが，その疾患の多くは余剰なエネルギーを運動によって消費することで，その予防と軽減の効果が期待できます。

(2) ちょっと得する消費の拡大 (EPOC)

エアロビック・エクササイズは，運動強度としては比較的軽いものです。ゆえに，同じ時間行ったとするならば，当然アネロビック・エクササイズでのエネルギー消費量の方が高くなります。しかし，運動強度を上手に選択し，短時間で起こる極度の疲労を押さえることで持続可能な時間を大きく延ばすことができます。つまり，単位時間あたりのエネルギー消費量は少なくとも，持続時間を確保することで運動による総エネルギー消費量が大きくなります。

さらに，最近の研究からは，比較的強度の高いエアロビック・エクササイズでは運動終了後にもエネルギー代謝の亢進が持続するといった運動後過剰酸素摂取現象（Excess Post-exercise Oxygen Consumption：EPOC）が報告されています。アネロビック・エクササイズの場合は，消費されるエネルギーは運動中のみであったのに比べて，1時間程度持続するようなエアロビック・エクササイズを行った場合は，運動後6時間にもおよび通常よりも高いエネルギー消費があるということです。この過剰なエネルギー消費は運動で消費したエネルギーの20〜25％に相当するものといわれています。2割増量で何かすごく得をしたようには思いませんか。

(3) 快適ペースでストレス軽減

運動やスポーツで全身を動かし汗をかくと，他では得がたい爽快感をもたらしてくれることは，ほとんどの皆さんが経験されてきたことでしょう。その爽快感そのものが様々なストレスの軽減に役立つことも納得できると思いますが，運動やスポーツであってもやり方次第ではストレス解消とはいかなくなります。強制的にさせられては運動自体がストレスになってしまいます。そして，ここで重要なことはストレスと感じて行うと運動の効果

が得にくいという事実です。心理的なストレスと生理的な効果は，あなたのからだの中で密接な関わりをもっているのです。これには複雑なホルモンの働きが関係していると考えられますが，どうせ運動するなら「楽しく」「快適」な心理状態で行いたいものです。福岡大学の進藤と田中は，最大努力の50％程度の強度で行うエアロビック・エクササイズを「ニコニコペース」とよんで奨励していますが，まさにエアロビック・エクササイズは運動強度として生理的な負荷にも余裕があり，友だちと話しながらでもできる運動といえます。

　また，自分で「快適」と感じる運動でなければ自主的に取り組んだり，あるいは日常的に継続していく動機づけにつながらないのではないか，といった健康心理学的な側面からみた橋本（2000）の研究があります。この研究では自分が快適と感じる運動の強さがどの程度かについて，ジョギングの「快適自己ペース」が測定されました。その結果は，平均で最大努力の60％弱の運動が「快適」と評価されています。これもまさにエアロビック・エクササイズの運動強度なのです。

（4）　心臓や血管にもやさしく

　運動を行うと当然のことながら，安静時よりも酸素やエネルギーの供給の必要性が高まることから，呼吸循環器系の働きが活発になります。特に心臓は安静時の何十倍もの血液を送り出すために心拍数（1分間あたりの心臓の拍動数）を上昇させます。心臓は心筋とよばれる筋肉の塊であり，その筋肉が収縮する力で血液を送り出していますが，心筋自体もその収縮のエネルギーと酸素を獲得するために血液を必要としています。左心室から出る大動脈の付け根には心臓自体に血液を送り出す冠状動脈が枝分かれしているのです。冠状動脈を流れる血液は，他の動脈血と同様に心臓の拍動のリズムにあわせて循環しますが，心拍数が極端に高くなるとその流れが阻害される危険性をもっています。心筋の収縮がゆっくりの時は筋の収縮と弛緩がはっきりとして，弛緩時にはスムーズな血液の流れが期待できますが，心筋の弛緩時間が短くなると血液の流れが阻害され心筋に十分な酸素の供給ができなくなります。エアロビック・エクササイズの運動強度は最大努力の60％程度までが一般的で，その程度の強度であるならば心筋の弛緩時間は血液の流れにとって十分であるといえます。

　心筋の例で示したことは，運動時に活躍している骨格筋にとっても同じことです。リズミカルな全身運動では筋の収縮と弛緩もリズミカルに行われ，血液の循環はスムーズなものとなります。特に下肢のリズミカルな運動は全身の血液の循環を助ける効果（ミルキングアクション）をもっています。しかし，アネロビック・エクササイズのように，運動強度が極端に激しくなったりからだの一部分に集中した運動を行うと，その部分での血液の流れが阻害されることによって，血圧の著しい上昇を伴う危険性があります。もともと高血圧であったり，高脂血症などにより血管に障害をかかえる人にとっては，非常に危険な運動となります。

　血圧は，心臓の左心室の動きから収縮期血圧（左心室から血液が流れ出し血管内の圧が高まっているとき，血圧の上）と拡張期血圧（左心室に血液がため込まれ血管内の圧が下がっているとき，血圧の下）の二つで表されます。図2-4に様々な運動での血圧の変化を

示しました。この図では，運動強度が高まることにともなって収縮期血圧が高まることが分かります。しかし，歩行やジョギングのようなエアロビック・エクササイズでは，その拡張期血圧にほとんど変化がないことに注目してください。特に，エキスパンダーのような「ぐぐぐぐう〜」というように長く強い力を発揮する運動では，収縮期のみでなく拡張期の血圧まで上昇さ

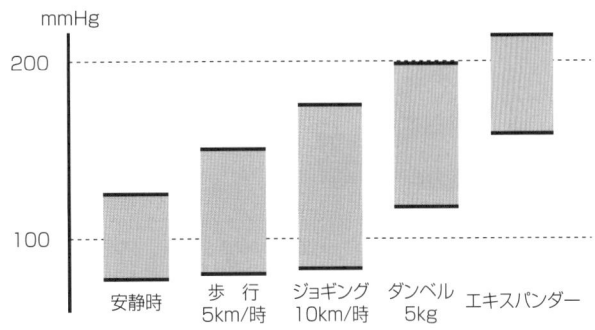

図2-4 運動強度と運動の種類による血圧変化の比較
（森山，1976を改変）

せてしまいます。顔が真っ赤になり，終わった後でめまいがするような運動は，血圧の変化から見て大きな危険性を含んでいるといえます。

(5) 足腰にもやさしく

運動を行うことがからだにとって有益なことは，ほとんどの人に認めていただけるものと思いますが，やり方次第では筋骨格系に様々な障害を生む恐れを含んでいることも忘れてはいけません。特に，成長期の子どもたちや高齢者にとっては重大な問題となることがあります。重い物を担ぎ上げたり，高いところから飛び降りた時のように強い力が外部から加わると，膝や腰を痛めるといったことは日常的に起こっていることです。

「明日から運動して痩せるぞ」などと張り切りすぎると，軽いジョギングのつもりがついついオーバーペースとなり，やせる前に整形外科で膝の治療を受けることにもなります。特に，肥満傾向の人は十分に注意しなければ，かえって非活動的な生活を強いられることにもなりかねません。運動経験があまりない人も含めて，軽めのエアロビック・エクササイズから徐々に行うことを勧めます。

肥満者や妊婦・高齢者がプールの中を歩くなどの水中運動を行っている光景をテレビなどで見ることがありますが，これは妊娠によって増加した体重が運動によって負荷になりすぎないことや，転倒による危険性をなくす目的があります。また，水の抵抗を広く受け止めることで，より全身のエアロビック・エクササイズが行えることとなります。若いあなたの場合は，ゆっくりと長距離を泳ぐことと水中を歩くことなどを組み合わせた運動が，エネルギー消費量も高く，減量の意味でもお勧めの運動となります。公営の温水プールなどは料金も安く一年中利用できますので，ぜひ出かけてみてはいかがですか。

引用・参考文献

エドワード・フォックス　1985　スポーツ生理学（朝比奈一男監訳，渡辺和彦訳）　大修館書店
橋本公雄　2000　運動と快感　体育の科学，**50**(2)，98-103.
健康科学木曜研究会編　1998　現代人のエクササイズとからだ　ナカニシヤ出版
McAdle, W. D., Katch, F. I. & Katch, V. L.　1986　Exercise physiology: Energy, nutrition, and human performance. Lea & Febiger.
森山善彦　1987　循環器機構の調節　栄養学・食品額・健康教育研究会編集　運動生理学　同文書院
進藤宗洋編著　1995　ニコニコペースの運動—レッツ健やかライフ—　西日本新聞社
田中宏暁監修　2000　ランニングで落ちるあなたの体脂肪　ナツメ社

第3章
フィットネスの評価

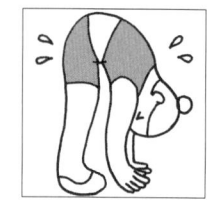

「あなたは自分の体力に自信がありますか？」この問いに対して，あなたは何を基準に判断しますか。筆者が想像するには，自信があると答える人は，「力があるから」とか「どんなスポーツでもこなすから」，また，ないと答える人は，「動きが鈍いから」「疲れやすいから」といった理由があげられそうです。このように，人によって体力の捉え方は一様ではないと考えられます。

では，体力とは何を指しているのでしょうか。英語では体力のことを，Physical Strength とか，Physical Fitness（単に Fitness ともいう）と表記しますが，近年では後者の Physical Fitness を用いることが多いようです。体力を単に「外へ働きかける力」としてみるのではなく，外部環境の変化に対する適応力とからだの内部環境を正常に保ち自己の身体機能を十分に発揮する能力と捉える傾向にあるようです。

1　フィットネスを理解する

皆さんのなかには，普段はスポーツ万能で活動的だが，意外と病気がちだったり体調を崩しやすかったりする人をみかけます。また，その逆の例として，みかけは弱々しくても病気やケガに対して無縁な人がいます。そのような人たちは「柳に風折れなし」とも表現できます。柳はからだを，風は外部からの侵入物をたとえています。柳はけっして大木ではありませんが，風が強く吹いても，それをうまく受け流すことで折れたり倒れたりすることがないのです。

この例からも理解できるように，体力にはどうやら二つの要素があるようです。一つは，外部へ向けて発揮する能力，もう一つは細菌などの侵入に対する抵抗力や環境の変化に適応する能力といえるのではないでしょうか。それらは図3-1に示すようにそれぞれ行動体力，防衛体力と定義されています。

上記のことから，フィットネスの優劣の基準とは，行動体力と防衛体力の両側面を検証しなければなりません。しかし，現在のところ行動体力については客観的に評価ができますが，防衛体力についてはその優劣を判断する基準が十分に確立しているとはいえません。

この章のタイトルである「フィットネスの評価」では，行動体力をはかるということに焦点をしぼっています。そのためには行動体力について，もっと理解を深める必要があります。

図3-1が示すように，行動体力は形態面と機能面に分類されています。

　形態面は体格や姿勢といったからだ全体の外観的な特徴を示し，機能を発揮するうえでも重要な要素となります。例えば，ランニングなどの全身運動を行う際には，体脂肪量が多く過体重の人は膝への負担が大きく，障害をおこす可能性もあります。また，基本的な姿勢に歪みがあれば正しいランニングフォームを身に付けることが難しくなります。形態の評価については，前章で詳しく述べていますので参考にしてください。

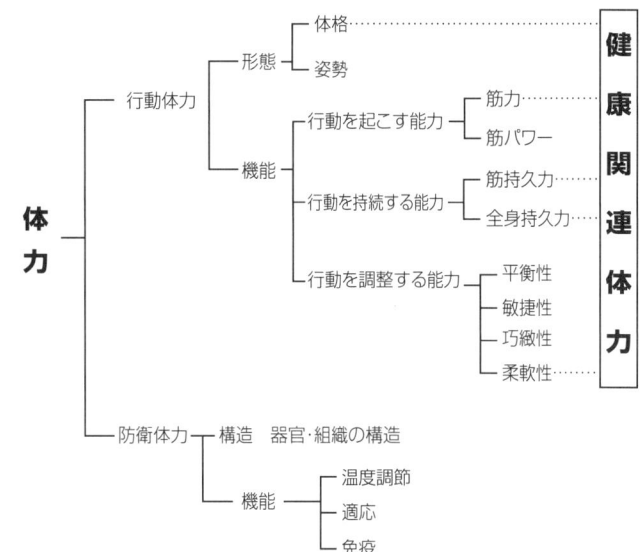

図3-1　体力の構成要素（精神的要素を除く）

　次に，機能面について説明します。先述のように行動体力とは外へ働きかける能力を意味しますが，さらに踏み込んでどう働きかけるのかといった視点でみると，図が示すように行動を起こす能力，持続する能力，調整する能力に分類されます。それぞれの分類に属する行動体力の例を示し簡潔にまとめてみました。

　　筋力：重いものを持ち上げたりする能力
　　筋パワー（瞬発力）：ボールを全力で投げるなど瞬間的に力を発揮する能力
　　筋持久力：懸垂や腕立て伏せを何回できるのかといった筋肉のねばり強さ
　　全身持久力：どれだけの距離を走れるのかといった全身の持続的能力
　　平衡性：自転車，平均台の歩行などに要求されるからだのバランス能力
　　敏捷性：ボールをよけるなど，素早く動作を行う能力
　　巧緻性：フリースローなどのように，精度よく正確に遂行する能力
　　柔軟性：からだのやわらかさ

　これらの行動体力は，スポーツの際に不可欠なものとなることは想像できると思いますが，加えて，行動体力は，"イザという時"に重要な能力として認識されることがあります。例えば，あなたが街へショッピングに出かけたとします。帰宅時間が遅くなり，発車時刻が迫った最終電車に乗らないと家に帰れないという状況になりました。この緊急事態に，あなたは人を避けながら（敏捷性），重い買い物袋（筋力・筋持久力）をもって，階段を全力で駆け上がり（筋パワー），素早く切符を買って（巧緻性，敏捷性），駅のホームに到着しなければなりません。もし，これらの動作を顔色も変えず息も切らさずスムーズにこなせたなら，あなたは行動体力に優れているといえるでしょう。

　また，近年，行動体力の中でも特に，体格，筋力，筋持久力，全身持久力，柔軟性が健康に関連する体力（Health-Related Physical Fitness）として指摘されています。体脂肪の増加による体格の変化，筋力の衰え，カタイからだなどは，疾病や障害などを招きやすく，

2 体力テストからみえてくるもの

ほとんどの人が過去に体力テストを受けた経験をもつと思いますが，そのテスト結果から何が得られたでしょうか。体力テストは，それを行うことだけが目的ではありません。その意義を再確認しましょう。

① 自己の体力レベルを知る（母集団や標準値と比較する）
② 自己の体力レベルの変化を知る（自分自身の変化）
③ 体力要素別にその優劣を知る（自分自身の体力の特性，プロフィール）

自己の体力について，池上（1996）は「健康の観点からいえば，体力が高水準にあるかどうかよりも，自分が持っている力をフルに発揮してもどこにも異常や支障のきたすことのないということの方が重要である」と述べています。体力評価を標準値と比較することも大切ですが，自分の体力レベルの変化を知ることも心にとめておきましょう。これらは，老若男女，心身にハンディキャップを持っている者など，すべての人に共通することだと考えられます。

体力をはかる手段には様々な方法がありますが，この節では，文部科学省の新体力テストと自転車エルゴメーター，踏み台昇降運動を用いた全身持久力の測定について紹介します。

（1）新体力テスト

新体力テストは，その対象年齢が12歳から79歳まで実施できるように構成されていますが，ここでは表3-1にも示しているように12～19歳，20～64歳を対象としたテストについて述べるとともに，65～79歳に用いられるADL（Activities of Daily Living）の評価について触れます。ADLとは自立的に生活を営む能力を評価しようとするものです。

表3-1 文部科学省　新体力のテスト項目（文部科学省　新体力テスト，2003より作成）

テスト項目	体力要素	12～19歳	20～64歳
握力	筋力	○	○
上体起こし	筋持久力	○	○
長座位体前屈	柔軟性	○	○
反復横跳び	敏捷性	○	○
50m走	筋パワー（全身）	○	
ハンドボール投げ	筋パワー	○	
持久走	全身持久力	△	
急歩	全身持久力		△
20mシャトルラン	全身持久力	△	△
立ち幅跳び	筋パワー	○	○

△はどちらかを選択して行う

各種目の実施方法については次に示します。また，評価基準については巻末の資料を参考にしてください。

1) 握力（筋力）

握力計の握り幅を人差し指の第二関節が直角になるように調節し，直立姿勢で握力計を身体に触れないようにして体側に持ち全力で握りしめます。左右交互に2回ずつ測定を行い（kg未満は切り捨てて記録），各々の良い方の記録の平均値（kg未満は四捨五入）を評価値とします。

2) 上体起こし（筋持久力）

図3-2が示すように，上体起こしは，両膝を90度に曲げて仰臥位になり両手は軽く握り，両腕は胸の前で組みます。背中の肩甲骨がマットなどについた状態から両肘が両膝に接するまで上体を起こします。補助者は足首をしっかりと固定します。なるべく速く上体起こしを繰り返し，30秒間の反復回数を測定します。測定は1回のみとします。

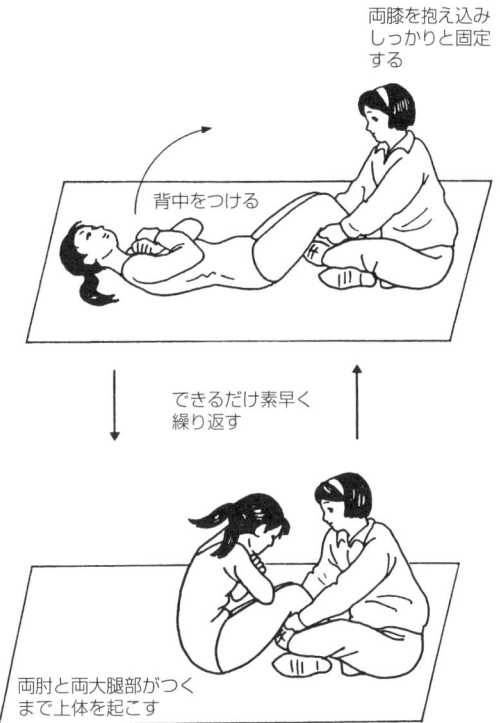

図3-2 上体起こしテスト（出村ら，2000）

3) 長座位体前屈（柔軟性）

図3-3が示すように両脚を箱の間に入れ，壁に背中と臀部をつけ長座姿勢になり，肩幅の広さで両手のひらを下にして，高さ25±1cmの移動可能な台の手前端に手のひらの中央付近がかかるようにします（ただし，足首の角度は固定しない）。この姿勢が初期姿勢になり，両手を台から離さないように前方へゆっくりと前屈し，最大に前屈したときの台の移動距離を測定します。このとき膝が曲がらないように注意します。単位はcmとし，測定は2回行い良い方を記録します。

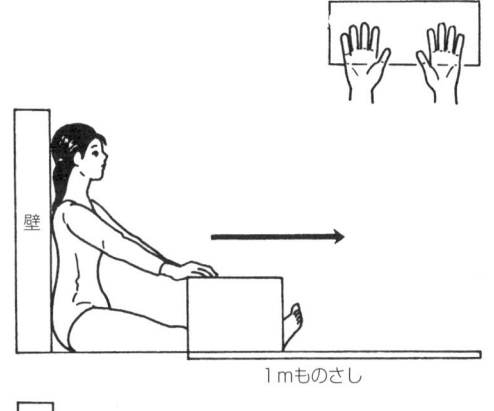

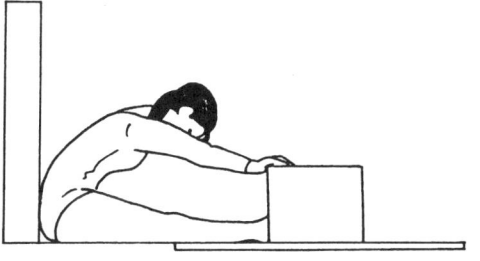

図3-3 長座位体前屈テスト（出村ら，2000）

4) 反復横跳び（敏捷性）

反復横跳びは，中央線をまたいで立った状態から，始めの合図で右側の線を越えるか触れるまでステップし，次に中央線に戻り，さらに左側の線にステップします。この動作を20秒間なるべく素早く繰り返し反復回数を測定します。線の間隔は1mとし，2回測定

を行い良い方を記録します。

5） 50m走（筋パワー）

クラウチングスタートによってスタートし，50m先のゴールライン上に胴（頭，肩，手，足でなく）が到達するまでに要する時間を測定します。測定は1回のみ行い，1/10秒単位で計測し，1/10秒未満は切り上げます。

6） ハンドボール投げ（筋パワー）

ハンドボール2号球を用いて測定を行います。直径2mの円内から中心角度30度の範囲内に遠投し，ボール落下地点までの距離を測定します。遠投後は，静止してから円外に出ます。測定は2回行い，良い方を記録します。記録はm単位とし1m未満は切り捨てます。

7） 持久走（全身持久力）

持久走の距離は男女で異なり，男子1500m・女子1000mです。トラックを利用して実施します。スタンディングスタートでスタートし，ゴールライン上に胴が到達するまでに要する時間を測定します。測定は1回のみ行います。

8） 急歩（全身持久力）

急歩の距離は男女で異なり，男子1500m・女子1000mで行います。歩走路（原則としてトラック）を利用して実施します。「歩く」とは，いずれかの足が常に地面についていなければいけません。測定は1回のみ行い，記録は秒単位とし1秒未満は切り上げます。

9） 20mシャトルラン（全身持久力）

テスト専用のCDまたはテープが必要です。20m間隔の2本の平行線を床に示します。一方の線上からスタートし，一定の間隔で1音ずつ電子音が鳴るため，次の電子音が鳴るまで20m先の線に到達するようにします（足が線を越えるか触れたら，向きを変えます）。この運動を繰り返し，2回続けて線に触れることができなくなった時にテストを終了します。最後に触れることができた折り返し総回数を記録します。なお，電子音からの遅れを解消できればテストを継続することができます。

テスト用の電子音の間隔は，初めはゆっくりですが，約1分ごとに短くなるようになっています。本書の巻末資料に示されている最大酸素摂取量推定表（年齢別）を利用することにより，20mシャトルランの繰り返し回数から最大酸素摂取量を推定することができます。

10） 立ち幅とび（筋パワー）

両足を少し開き，つま先が踏み切り線の前の端にそろうように立ち，両足同時踏み切りで前方へ跳びます。着地した場所のうち，最も踏み切り線に近い位置と，踏み切り前の両足の中央の位置とを結ぶ直線の距離を計測します（図3-4）。測定は2回実施し，良い方を記録します。記録はcm単位とします。踏み切りの際に，二重踏み切りにならないよう

にします。

(2) 最大酸素摂取量（$\dot{V}O_2max$）について

私たちは食事をとらなくても，また，睡眠時間が極端に少なくても数日間生きていけますが，酸素が数分途絶えるだけで生命を奪われます。ヒトは生きている限り休むことなく

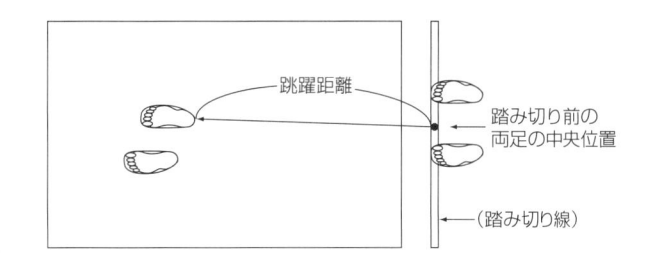

図3-4　立ち幅跳びテスト（文部科学省，2003）

酸素を体内で消費をしているのです。その消費量はイスに座り安静にした状態で，1分間に体重1kg当たり約3.5ml，立った状態ではその2倍の酸素を消費しています。運動を行うとさらに酸素が必要になるわけですが，酸素を無限に取りこむことはできません。

酸素を取りこむ能力を制限する因子として，呼吸循環器系機能や骨格筋での酸素利用能力が考えられますが，正しい理論にそったエクササイズを継続することで制限因子が改善され，酸素を効率よく処理する能力を得ることができます。最大酸素摂取量とは体内へ取りこむ酸素量，いいかえれば，消費できる酸素量の最大値を意味し，全身の持久性を示す最も信頼度の高い指標といえます。

最大酸素摂取量は1分間あたりの酸素量を計測するわけですが，体格，年齢，性別によって，制限する因子にも影響を及ぼすと考えられます。単純に考えて，体の大きな人は，最大酸素摂取量も多くなると考えられ，単に測定値を比較するには問題があります。これらのことを考慮して，最大酸素摂取量は体重あたりの値（ml/kg/分）で示されます。

一般成人女性の最大酸素摂取量は約35 ml/kg/分ですが，一流の女子マラソンランナーになると約70 ml/kg/分にも達します。

最大酸素摂取量を厳密に測定するには，実験環境（測定機器の完備，測定者の数，測定技術の熟練性など）を整えることが難しいこと，加えて，被験者に対して最大または，最大に近い強度で運動を行うために，身体への負担が高くなることがデメリットとしてあげられます。これらのデメリットを避けるために，間接的に最大酸素摂取量を評価する方法を紹介します。ここでは，自転車エルゴメーターや踏み台の昇降運動を用い，その運動中の心拍数を用いて評価する方法について説明します。

酸素摂取量は運動中の心拍数と正の相関関係があり，心拍数が上昇すると酸素摂取量も直線的に増加します。この関係を利用して最大酸素摂取量を推定することとなります。

なお，体重あたりの最大酸素摂取量の評価は表3-2に示しています。

表3-2　最大酸素摂取量の評価基準（20～24歳）
（小林，1982より作成）

	男性 (ml/kg/分)	女性 (ml/kg/分)
非常に優れている	65.0～	53.0～
かなり優れている	51.0～64.9	39.8～52.9
優れている	47.1～50.9	37.1～39.7
普通	39.2～47.0	31.5～37.0
劣る	35.3～39.1	28.8～31.4
かなり劣る	～35.2	～28.7

表3-3 自転車エルゴメーターによる負荷強度の目安
(九州大学健康科学センター)

性別	年齢	第1段階 (0～4分)	第2段階 (4～8分)	第3段階 (8～12分)
男性	20～34歳	1.25kp	1.75kp	2.25kp
	35～49歳	1.0	1.5	2.0
	50～	0.75	1.25	1.75
女性	20～34歳	1.0 kp	1.5 kp	2.0 kp
	35～49歳	0.75	1.25	1.75
	50～	0.5	1.0	1.5

＊体重が男性で50kg以下，女性で45kg以下の人は0.25kp軽く，男性70kg以上，女性60kg以上の人は0.25kp重くする。

1) 自転車エルゴメーター（固定式自転車）による測定

表3-3が示すように，自転車エルゴメーターの負荷強度を4分ごとに3段階あげて運動を行います。ペダルの回転数は50回/分とし，そのリズムはメトロノームに合わせて行います。第2段階，第3段階それぞれ後半30秒間の心拍数を測定します。心拍数は1分間に換算しますので，30秒間の心拍数を2倍にします。心拍数の計測は，心電図，もしくは触診（触診の方法は次の章で詳しく述べます），簡易心拍計により行います。図3-5のノモグラムには左に心拍数，右に負荷値がありますが，この二つの値を線で結ぶことにより最大酸素摂取量の推定値が得られます。

図3-5のノモグラフから得られた値に年齢補正係数をかけ，以下の計算式に代入して体重あたりの最大酸素摂取量を求めます。

$$\text{最大酸素摂取量}(\ell/分) \times 1000 \div \text{体重}(kg) = \text{体重1kgあたりの最大酸素摂取量}(ml/kg/分)$$

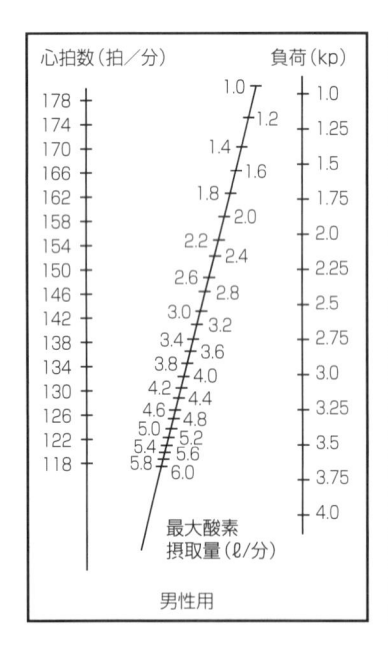

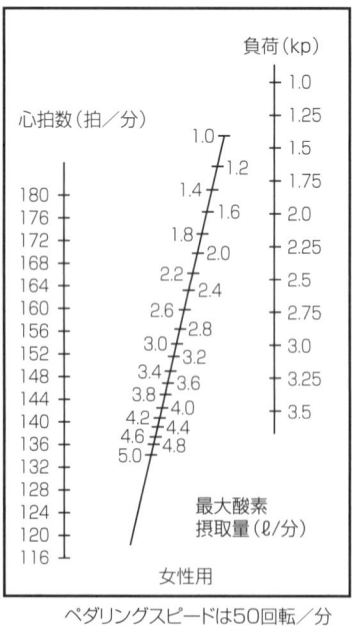

年齢補正係数	
年齢	係数
18～22	1.15
23～27	1.10
28～32	1.03
33～37	0.96
38～42	0.91
43～47	0.86
48～52	0.83
53～57	0.78
58以上	0.74

ペダリングスピードは50回転/分

図3-5 自転車エルゴメーターによる最大酸素摂取量の予測ノモグラム (オストランド＆ライミング，1954を改変)

2) 踏み台昇降運動による測定

踏み台昇降運動中の心拍数から，最大酸素摂取量を推定する方法です。対象者の性別による負荷の選択は，表3-4に示すとおりで，昇降速度の調整はメトロノームを用いて行います。両負荷とも5分間行い，第1負荷と第2負荷の休息時間は4～5分とします。心拍

数の測定は，各負荷とも運動終了前の1分間行います。心拍数の測定としては，自転車エルゴメーターと同様に，心電図か，触診，簡易心拍計によって行います。第1負荷値と第2負荷値から得られた心拍数を以下の式に代入して求めます。

表3-4　踏み台昇降運動による負荷値の設定
（マルガリアら，1965のノモグラムから算出）

対象者	台の高さ	第1負荷	第2負荷
成人男性	40cm	15回/分	22.5回/分
成人女性	35cm	15回/分	22.5回/分

男性の場合：最大酸素摂取量（ml/kg/分）＝
　　｛8×(220－年齢)＋22×(第2負荷値での心拍数)－30×(第1負荷値での心拍数)｝÷(第2負荷値での心拍数－第1負荷値での心拍数)

女性の場合：最大酸素摂取量（ml/kg/分）＝
　　｛7×(220－年齢)＋19.8×(第2負荷値での心拍数)－26.8×(第1負荷値での心拍数)｝÷(第2負荷値での心拍数－第1負荷値での心拍数)

　以上，2種類の間接法による最大酸素摂取量の求め方を紹介しましたが，その他にも，12分間走を用いた方法や新体力テスト項目のシャトルランからもその推定値が求められます。さらに簡単な方法ですが，最大酸素摂取量の推定値を自動的に計測する機能をもった自転車エルゴメーターも普及しています。

引用・参考文献

青木　高・太田壽城　2003　健康・スポーツの測定　健帛社
Astrand, I.　1960　Aerobic work capacity in men and women with special reference to age. *Acta Physiologica Scandinavica. Supplement.* **49**, 1-92.
日丸哲也・青山英康・永田　晟　1991　健康体力評価・基準値事典　ぎょうせい
出村慎一・村瀬智彦　2000　健康・スポーツ科学入門　大修館書店
猪飼道夫・江橋慎四朗　1962　体育の科学的基礎　東洋館出版
池上晴夫　1996　現代の体育・スポーツ科学—運動処方　理論と実際—　朝倉書店
小林寛道　1982　日本人のエアロビック・パワー　杏林書院
Margaria, R., Aghemo, P. & Rovell, E.　1965　Indirect Determination of Maximal O₂ Comsumption in Man. *Journal of Applied Physiology*, **20**, 1070-1073.
宮下充正　1997　体力を考える　杏林書院
文部科学省　2003　新体力テスト　ぎょうせい
村山正博　1992　有酸素運動の健康科学　朝倉書店
進藤宗洋・魚住廣信・金子基子　1991　トレーニング用語辞典　森永製菓健康事業部
東京大学教育学部体育学・スポーツ研究室　1990　指導者のための基礎知識フィットネスQ&A　南江堂
山地啓司　1981　運動処方のための心拍数の科学　大修館書店
山地啓司　2001　改訂　最大酸素摂取量の科学　杏林書院

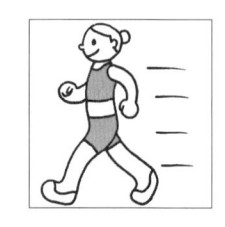

第4章
エアロビック・エクササイズの実践

　肥満解消や健康づくりのための運動は、太もも（大腿部）など大きな筋肉群がリズミカルに収縮と弛緩を繰り返すエアロビック・エクササイズが推奨されます。具体的には、ウォーキング、ランニング、水中ウォーキング、水泳、自転車エルゴメーター運動などです。これらエアロビック・エクササイズは肺や心臓などの呼吸・循環器系、さらには筋肉や関節への負担が比較的軽く、からだにやさしい運動といえます。運動の効果を効率よく得るためには、できるだけ回数を多くからだを動かし継続させることが大切です。したがって、いつでもどこでも気軽に実践できるエアロビック・エクササイズとしては、ウォーキングやランニングがお勧めです。この章では、エアロビック・エクササイズとして主にウォーキングとランニングに焦点をあて、快適な身体環境をつくっていくために必要な実践方法について概説します。

1　ヒトの歩くを考える

　動物が植物と異なるのは移動して生活を営むことです。さらに、ヒトは狩猟・採集に必要な直立二足歩行という他の動物と比較して特殊な移動様式を得ています。1歳前後から歩き始め、一生を通じて歩くことで移動し日常生活を過ごします。ですから、いまさらウォーキングなどといわなくても毎日たくさん歩いているから大丈夫と思っている人もいるかもしれません。しかし、食生活が豊かになり、身体活動量が低下している現代人にとっては、動物として存在しうるのに必要な歩く量さえも確保できなくなっているといえます。

　健康づくりのためには1日1万歩とよくいわれますが、その根拠について考えてみましょう。肥満は生活習慣病の重大な危険因子です。食事による摂取エネルギーが多く、一方で、運動不足などにより消費エネルギーが少ない場合には、体内でエネルギーが余ることになります。このように、体内で摂取エネルギーと消費エネルギーのバランス（摂取－消費）がプラスに傾くと、発生した余剰エネルギーが脂肪細胞に蓄積されていき、肥満となります。したがって、健康維持のためにも少なくともエネルギー・バランスを平衡に保つ必要があります。

　生命を維持するために必要な基礎代謝は、年齢や性別、生活状況によって個人差がありますが、体重1kg当たり約23kcalに相当します。あなたの体重が仮に60kgだとすると、基礎代謝量は約1400kcal/日となります。事務職や管理職、また大学で講義（座学）中心

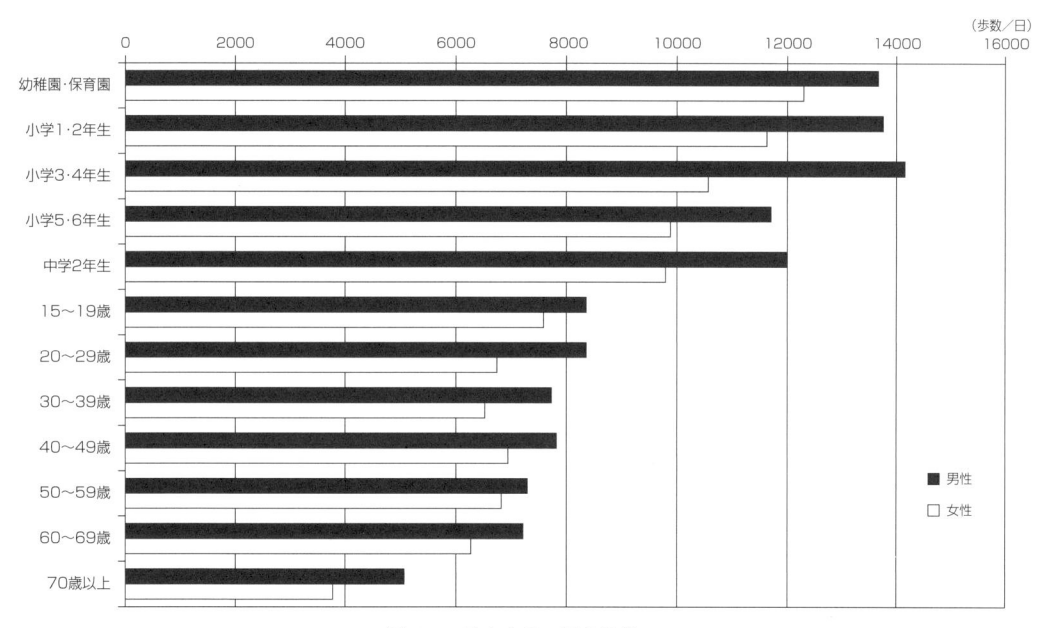

図4-1 日本人の1日の歩数

保育園・幼稚園(田中ら, 2009), 小学生(海老原ら, 2011), 中学生(笹山ら, 2011), 15～70歳以上(国民健康・栄養調査, 2011)より作図

の学生生活を送っているあなたの身体活動量はせいぜい400kcal程度ですので，1日の総消費量は1800kcalとなります。成人期の1日のエネルギー摂取量は平均して約2100kcalなので，300kcal程度の余剰エネルギーを生じていることになります。当然これが日々積み重なると，余ったエネルギーは脂肪細胞に蓄積され肥満になっていきます。肥満傾向にある現代人は200～300kcal余分に摂取していると考えられています。この200～300kcalを消費させるためには，ウォーキングで1万歩程度が必要になります。これが，1日1万歩が推奨される1つの根拠です。

2 エアロビック・エクササイズをはじめよう

（1） 全身持久力の獲得に必要な運動強度

運動はただやみくもに行っても目的とする効果を得ることができません。エアロビック・エクササイズを実践する場合，その効果すなわち全身持久力の獲得を最大限に発揮させるため，さらには安全性や継続の面からも特に運動強度に気をつける必要があります。運動強度が高すぎると，普段運動していない人や，中高年者で健康度が低い人などでは危険を伴います。また，きつく苦しい運動を好んで続ける人は少ないでしょう。一方，運動強度が低すぎると効果を得るのが難しく，全身持久力の獲得まではなかなかいきません。せっかくエアロビック・エクササイズを実践するのですから，効果をしっかり獲得できるように，まずは運動強度のとらえ方について確認し，実践で活かせる準備をしましょう。

みなさんも運動した場合に，その運動の強さに合わせて息づかいが荒くなったり，心臓の鼓動が激しくなったりした経験があると思います。図4-2を見てください。運動強度と酸素摂取量や心拍数は最大運動時近くまではそれぞれ直線的な関係にあることが確認され

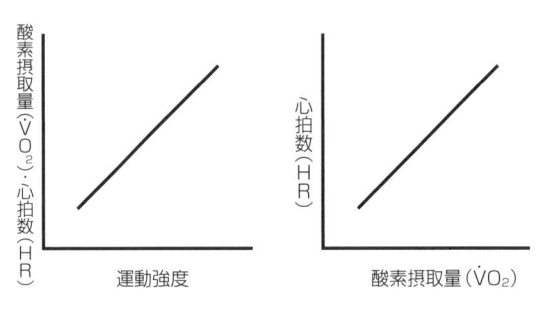

図4-2 運動強度と酸素摂取量および心拍数の関係

ているので，前節で解説した最大酸素摂取量（$\dot{V}O_2$max）を測定することにより，運動強度の指標として利用することができます。しかし，酸素摂取量の絶対値は，性，年齢，体力などの個人差が大きいので，測定値（絶対値）そのままを運動強度の指標として用いるのは困難です。例えば，ある強さの運動を行ったときの酸素摂取量が同じでも，その相対的な運動強度はその人が持つ体力によって異なり，生理的な負担度は異なります。そこで，ある運動に必要な酸素摂取量を，その人が持つ$\dot{V}O_2$maxの何パーセントに相当するかで評価する方法を用いるのが一般的で，これを％$\dot{V}O_2$maxといいます。健康づくりには低強度から中等度の運動強度（40〜70％$\dot{V}O_2$maxに相当する強度）で実施するのが望ましいといわれています。この強度は，安全を十分に確保しながら，呼吸循環器系への適度な刺激を与えられる強度です。実際には，この範囲内で対象者の年齢や体力，健康状態により，さらに詳細な強度の設定が必要になります。

　すなわち，日常運動習慣がない人や低体力者，高齢者などは低い強度（40％$\dot{V}O_2$max程度）から始める必要があります。若者や体力がある程度確保されている人は，60〜70％$\dot{V}O_2$max程度でも実施可能です。低健康者や中高年者を含め多くの人に推奨される運動強度は，50〜60％$\dot{V}O_2$maxに相当する運動強度でしょう。一方，日常生活での身体活動は30〜40％$\dot{V}O_2$max以下に相当しますが，後述するようにエネルギー消費を主眼にする場合など，目的によっては30〜40％$\dot{V}O_2$maxの運動でも効果がないわけではありません。

（2）心拍数でわかる自分に適した運動強度

　運動中に心臓の鼓動が速くなることは誰もが経験していることだと思います。心臓が1分間に収縮と弛緩を繰り返す回数を心拍数（脈拍数）と呼びます。心拍数は，運動中に比較的容易に測定でき，最大下運動中の酸素摂取量と直線関係が成立することから，運動強度の把握方法として広く活用されています。個人差が考えられる安静時心拍数を考慮し，かつ％$\dot{V}O_2$maxをよく反映する方法としてカルボーネン法があります（表4-1）。

　カルボーネン法による目標心拍数の考え方を図4-3に示しました。この方法は，安静時心拍数から最高心拍数までが，運動により変動する範囲と考え（B），安静時からその変動範囲の何％の負荷を加えるか（C）という方法です。あなたの目標心拍数を計算してみてください。ここでは，年齢20歳，安静時心拍数が70拍/分の人で，50％$\dot{V}O_2$max強度の目標心拍数を求める場合で考えてみましょう。図4-3および表4-1の①のように目標心拍数は135拍/分となります。また，この方法を活用すると，表4-1の②のように運動時の

表4-1 カルボーネン法による目標心拍数と推定運動強度の求め方

①目標心拍数の求め方
　目標心拍数（拍/分）＝（最高心拍数－安静時心拍数）×運動強度＋安静時心拍数
　最高心拍数（拍/分）＝220－年齢
　（例）20歳，安静時心拍数70拍/分の場合，運動強度50％$\dot{V}O_2$maxの場合；
　　目標心拍数（拍/分）＝（200－70）×0.5＋70
　　　　　　　　　　＝135

②推定運動強度の求め方
　推定運動強度（％）＝$\left(\dfrac{運動時心拍数－安静時心拍数}{最高心拍数－安静時心拍数}\right)\times 100$
　最高心拍数（拍/分）＝220－年齢
　（例）20歳，安静時心拍数70拍/分，運動時心拍数135拍/分の場合；
　　推定運動強度（％）＝$\left(\dfrac{135-70}{200-70}\right)\times 100$
　　　　　　　　　　＝0.5×100
　　　　　　　　　　＝50（％）

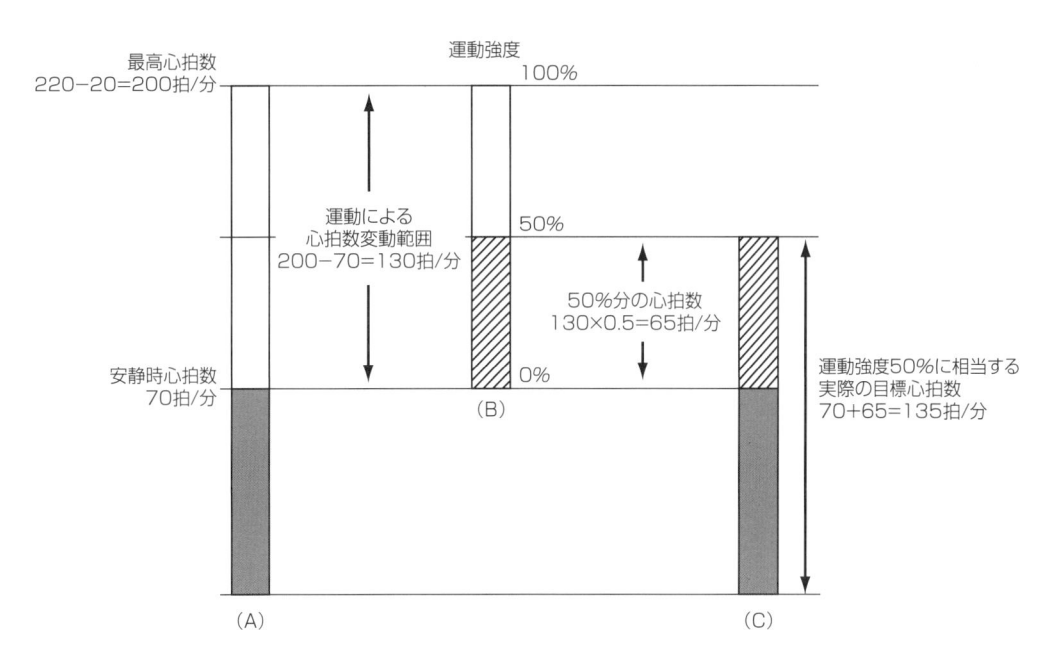

図4-3 カルボーネン法による目標心拍数の考え方
＊年齢20歳，安静時心拍数70拍/分，運動強度50％，最高心拍数＝220－年齢の場合
（A）心拍数の範囲
（B）運動による心拍数変動範囲
（C）運動強度50％に相当する実際の目標心拍数

心拍数から，その時の推定運動強度も把握することができます。

　それでは実際に脈拍数を測ってみましょう。人のからだで触診で脈が測れるところはどこがあると思いますか。代表的なところでは，手首内側にある橈骨動脈，のどの両側を通る頸動脈，脚の付け根のところにある大腿動脈（股動脈）などがあります。それぞれ脈が触れるかどうか確認してみてください。他にも脈の触れるところはありますが，一般的に安静時や運動中の脈拍を測定するには橈骨動脈で，そこで確認しづらいときは頸動脈で測

ります。触診には，人差し指，中指，薬指の3本の指を用いると敏感に読み取ることができます。5分程度座位安静を保った後1分間安静時脈拍を測定してみてください。成人では60～80拍/分が安静時の正常脈拍数です。

(3) さあ，歩き出そう！　でもその前に……

　ここまでで，みなさんそれぞれの目標心拍数は算出できたと思います。では，実際にエアロビック・エクササイズ，まずはウォーキングを実践してみましょう。

　でも，その前にちょっと注意してください。あなたの健康状態，さらには服装やシューズはどんな感じでしょうか。エアロビック・エクササイズは健康づくりに適したからだにやさしい運動ですが，体調が悪いときには控える必要があります。先ほど測った安静時脈拍数は高すぎなかったでしょうか。普段よりも少し高い場合には，自分の健康状態を再度確認してください。また，エアロビック・エクササイズは，心地よく少し汗ばんでくるエクササイズです。したがって，服装は季節を考慮し汗を素早く吸収し拡散させるような素材の運動着が良く，シューズは運動に適したものが望ましいでしょう。あとは，準備運動やストレッチ体操でからだの暖機運転をして，さあ，歩き出しましょう。

(4) 心拍数で運動強度を調整する

　最初はどのくらいのペースで歩いてよいか検討がつけにくいと思います。まずは，自分の主観的な感じで「楽である」から「ややきつい」の間で歩いてみてください。一定強度のエアロビック・エクササイズを続けると，3～4分間程度でその強度に見合ったからだの応答（定常状態）になります。その状態で脈拍数を測定できればよいのですが，運動中は振動の影響により触診で脈拍を数えるのは容易ではありません。そこで，運動直後に測定し運動中の心拍数を推定する方法を用います。一定強度で運動した後，立ち止まって即座に15秒間測ります。その数を4倍して10を足した数が運動中の心拍数に相当します。10を足すのは運動直後から低下していく心拍数を補正するためです。したがって，運動直後できるだけ早く測定するのが望ましいといえます。

　運動直後の脈拍から運動中の心拍数を推定し，その値を先に求めた目標心拍数と比較して，測定値の脈拍数が多い場合は運動強度を下げ（歩くスピードを遅くし），少ない場合は，体調を考慮しながらもう少し運動強度を上げて（歩くスピードを速くして）運動強度を調整していきます。この作業を何度か繰り返すことにより，詳細に目的に合った強度で運動ができます。

　どうでしたか。うまく強度を把握しながら運動できたでしょうか。近年では，心拍数を測定できる機器が市販されているので，これらを活用すれば簡単に運動中の心拍数を把握することができます。ただし，心拍数に影響を与える薬剤（高血圧患者に処方される降圧剤など）を服用している場合や，気温や湿度が高すぎたり低すぎたりする場合などは，心拍数がその影響を受け，正しく運動強度を示さなくなるので配慮が必要になります。

(5) 運動強度を自ら感じとる

　運動強度を心拍数で客観的に把握するのは有効な方法ですが，運動強度を自ら感じ取り

表4-2 主観的運動強度 (小野寺ら, 1976)

	小野寺らによる日本語表示	ボルグの英語表示
20		
19	非常にきつい	Very very hard
18		
17	かなりきつい	Very hard
16		
15	きつい	Hard
14		
13	ややきつい	Somewhat hard
12		
11	楽である	Fairly light
10		
9	かなり楽である	Very light
8		
7	非常に楽である	Very very light
6		

表現する方法があります。先ほど，まずは「楽である」から「ややきつい」の範囲で歩いてみてくださいと書きましたが，この方法は主観的強度（RPE：Rate of Perceived Exertion）といい，運動中の生理的な負担度を主観的に表現するために考案された心理的尺度です（表4-2）。この方法は，主観的に感じる運動強度を6～20の15段階に分けて示してあり，その値を10倍すると心拍数に相当するように工夫されています。運動に慣れてきた場合や，薬物などの影響で心拍数を運動強度の指標として利用できない人のためには，フィールドで用いる簡易な方法として有効活用できます。また心拍数などと併用して運動強度を微調整することができます。運動に慣れてくると正確に表現できるようになりますので活用してみてください。心とからだのコミュニケーションがうまくとれるかどうかが大切になります。

(6) どのくらい運動すればよいか

　運動の効果を期待する場合，運動の強度だけでなく運動時間が大切になります。エアロビック・エクササイズでは，3～4分程度で酸素摂取量の定常状態が認められ，有酸素性エネルギー供給系が活発になります。しかし，エアロビック・エクササイズの効果を十分に得るためには，1回10分以上は必要です。運動強度と効果に必要な持続時間には反比例の関係が認められており，弱い運動ほど長い時間が必要で，強い運動ほど相対的に短時間で効果が認められます。エアロビック・エクササイズでは運動強度を最大酸素摂取量当たり10％上昇させると，週当たりの目標運動時間は約半分になります。例えば，20歳代では50％$\dot{V}O_2$max強度で運動する場合，週当たり180分が目標運動時間ですが，60％$\dot{V}O_2$max強度で運動する場合には，90分ですむことになります（表4-3）。低体力者や中高年者は安全を考慮して弱い運動強度で長い時間実施し，体力のある人や若者は若干強めの強度で短時間で効果が期待できるのです。また，運動頻度は，週に3日以上が望ましく，2日以上休むと持久的な運動の効果は少なくなることが知られています。実際には，運動時間の確保を中心に生活するのは難しいので，運動時間と頻度の関係で週当たりの総運動

表4-3 最大酸素摂取量の50％と60％強度の年代別必要運動時間と目標心拍数の目安

		20代	30代	40代	50代	60代
50％運動強度	1週間の合計運動時間	180分	170分	160分	150分	140分
	目標心拍数（拍/分）	130	125	120	115	110
60％運動強度	1週間の合計運動時間	90分	85分	80分	75分	70分
	目標心拍数（拍/分）	145	140	130	125	120

＊目標心拍数は，安静時心拍数が概ね70拍/分である人の場合

時間で考えるのが実用的です。

　厚生労働省は，運動・身体活動の普及・啓発を生活習慣病予防のひとつの柱と位置づけ，2006年に「健康づくりのための運動基準2006」や「エクササイズガイド2006」を策定しています。本章ではエアロビック・エクササイズの実践について紹介していますが，このエクササイズガイドでは一部アネロビック・エクササイズや日常の生活活動を含む総合的な身体活動を対象にしています。そして，安静にしている状態より多くのエネルギーを消費する全ての動きのことを「身体活動」と定義し，このうち体力の維持・向上を目的として計画的・意図的に実施するものを「運動」，職業活動も含んだ運動以外のものを「生活活動」としています。ここでは身体活動の強さの単位・メッツ（METs：運動の強さの単位）と時間（時）の積（メッツ・時）を身体活動量の単位・エクササイズ（Ex；運動量の単位）と呼び，健康づくりのために必要な身体活動量として週に23エクササイズ以上の活発な身体活動（運動・生活活動）を行うこと，さらに，そのうち4エクササイズ以上の活発な身体活動行うことを目標としています。なお，この目標に含まれる活発な運動とは，3メッツ以上の運動強度となっています。主な身体活動のメッツ値およびエクササイズ数表を巻末資料に示したので参考にしてください。

3　消費エネルギーを増やそう

（1）Metabolic Fitness

　エアロビック・エクササイズの効果は，全身持久力の向上だけでなく，とにかく身体活動量を増やすことで，エネルギー・バランスをコントロールすることができます。すなわち，減量が目的の場合，持久力向上は望めなくても，多くの身体活動時間を確保することで，エネルギー・バランスをマイナスにし，体脂肪を減らすことができます。

　また，高脂血症や糖尿病などの生活習慣病に対して，「Metabolic Fitness」という概念が提唱されています。この概念では，身体活動量を増加させることが重要であり，必ずしも体力の向上は必要条件ではないことが示されています。日常生活の中でとにかく動くことを心がけることで，目的に応じた効果を上げることが可能になるのです。活力を生みだすとか，持久力をつける目的であれば最大酸素摂取量を向上させるトレーニングが必要となりますが，体脂肪を燃やすのが目的であれば，とにかく活動量を増やしエネルギー消費量を稼げばよいということになります。

（2） 人はどのくらいのエネルギーを保有しているか

　人はどのくらいのエネルギーを保有しているのでしょうか。エネルギーの源は三大栄養素ともいわれる糖質，脂質，たんぱく質です。このうち，日常生活でのエネルギーとして主に使用されるのは，糖質と脂質です。たんぱく質は主にからだの構成成分として使用されます。筋肉はまさにたんぱく質の塊ですね。体内に蓄えられている糖質は，主に血液中のグルコース（血糖）と肝臓や筋肉に貯蔵されているグリコーゲンです。あなたの体内にはそれぞれ合わせて約300gの糖質が蓄えられていますが，糖質での備蓄エネルギー量は1200kcal程度にしかなりません。

　一方，脂質ではどうでしょうか。脂肪は，糖質やたんぱく質とは異なり，水分をほとんど含まず，エネルギーを貯蔵するのに優れた組織です。体脂肪率は個人差がありますが，平均的な女性の場合，体脂肪率を25％とすると体重60kgの人の体脂肪量は15kgに相当します。体脂肪は1kgあたり約7000kcalのエネルギーに相当しますので，この場合には脂肪としておよそ10万kcalのエネルギーを貯蔵していることになります。当然，太っている人はこの貯蔵エネルギーはもっと大きくなります。平均的な人の場合，糖質のみの貯蔵エネルギーではたった1日しか生きられませんが，脂肪貯蔵エネルギーでは，それだけで1カ月以上もの飢餓に耐えられる計算になるのです。逆に，脂肪による貯蔵エネルギーを糖質でしか蓄えることができなかったとしたら，筋肉量はそのままで，体重はおよそ1.5倍になり，移動さえ苦労することになってしまいます。

　人間の歴史は，飢餓と寒さとの戦いであったともいえます。しかも，動けなくては食事にもありつけませんし，外敵から逃れることもできません。余剰エネルギーを皮下脂肪として，コンパクトに多量のエネルギーを蓄積する能力は，子孫繁栄の命を受けた動物としての人間が，永きにわたり培ってきた優れた能力なのです。ところが，現代社会では過剰なエネルギー摂取と活動量不足でこの優れた能力が仇になってしまっています。だからこそ，現代人は，快適な身体環境を保つために智恵を働かせ，脂肪がつきすぎないように意識的にウエイト・コントロールを行う必要があるのです。

（3） エネルギー・バランスでウエイト・コントロールを考える

　現代社会では多種多様のウエイト・コントロール法が現れては消え，消えてはまた現れています。しかし，どの方法も万人に受け入れられ定着しているものはないようですし，その効果も必ずしも信頼できるものばかりではありません。そのような方法にお金をかけるよりも，もっと安くて確実なウエイト・コントロール法があります。それは，単純にエネルギー・バランスをマイナスにする方法です。具体的には，運動と食事制限によるウエイト・コントロールなのです。

　エネルギー・バランスをマイナスにする方法は大きく分けて，①消費量を変えず，摂取量のみを減らす方法，②摂取量は変えず，消費量のみを増やす方法，③消費を増やすと同時に摂取も減らす方法，の3つが考えられます。表4-4の矢印1つ分が同じ量のエネルギーの移動だとするならば，すべて同じ量だけエネルギー・バランスがマイナスになるのですが，望ましい方法とそうでない方法に分かれます。これは，肥満解消のための食事制限と運動の利点と欠点に該当します。すなわち，食事を減らし摂取量のみを減らす方法（①）

表4-4 エネルギー・バランスをマイナスにする方法

	摂取量	消費量
①食事制限のみ	↓↓	―
②運動のみ	―	↑↑
③食事制限と運動の併用	↓	↑

では、容易にエネルギー・バランスをマイナスにできますが、過度に行うと筋肉を崩壊させ基礎代謝を下げてしまいます。また、運動で消費量のみを増やす方法（②）では、基礎代謝の維持・向上、さらには糖・脂質代謝改善、ストレス解消などの効果も同時に期待しながらエネルギー・バランスをマイナスにできるのですが、運動で消費されるエネルギーは思ったよりも少なく、かなりの運動量が必要になります。したがって、それぞれの利点、欠点を補った食事制限と運動の併用（③）が望ましいのです。すなわち、身体活動を積極的に行って消費量を増やし、同時に食事制限で摂取量を減らすことが、最も効果的なウエイト・コントロールということになるのです。

（4）運動と食事制限で効果的なウエイト・コントロール

体脂肪の測定は第1章で紹介しましたが、あなたの結果はどうでしたか。正常範囲であればあえてウエイト・コントロールする必要はありませんが、もし、体脂肪が多く肥満になりかけていたら減量を試みてはどうでしょう。また、あなたの家族の誰かが、もし肥満傾向であれば、ここで自分と置き換えて考えてみてください。

では実際に運動と食事制限を考慮して、ウエイト・コントロールのシミュレーションを行ってみましょう。皆さんの理想の体重は何kgですか。あと何kg痩せたいですか。本来なら、肥満解消は脂肪をどれだけ減らせるかですから、体脂肪率をあと何％と表現したほうが良いのかもしれませんが、ここでは体重から考えてみましょう。無理のない減量は1カ月に2〜3kg（体重の5％）以内と考えられます。皆さんも表4-5を使ってシミュレーションしてみましょう。例えば、あなたの体重を60kgと仮定します。100日間（約3カ月）で、脂肪のみ4kg減量する場合で計算してみましょう。体脂肪1kgを7000kcalで計算すると、減量分のエネルギー量は、体脂肪4kg×7000kcal＝28000kcal。この目標総エネルギー量を100日間でマイナスにするので、1日あたりでは、28000kcal÷100日＝280kcal/日となります。実際には、ダイエット（食事制限）だけでマイナスをつくると、脂肪だけでなく筋肉も減らす可能性があるので、この場合運動を実施しながらというのが原則となります。

この280kcal/日をウォーキングもしくはランニングだけで消費してみましょう。ウォーキングやランニングの距離とエネルギー消費の関係には非常に役に立つ公式があります。時速2〜5kmのウォーキングの場合には、体重1kgに対して、歩行距離1kmあたり0.5kcalの消費（0.5kcal/kg/km）が、ランニングの場合にはスピードに関係なく、体重1kgに対して、走行距離1kmあたり1kcalの消費（1.0kcal/kg/km）が生じることが確認されています。1km走れば体重分、1km歩けば体重の半分と覚えておけばよいでしょう。ここでの目標280kcal/日をウォーキングで消費するには、280kcal/日÷0.5kcal/kg/km÷体重60kg≒9.3km/日のウォーキングが、ランニングで消費するには、280kcal/日÷

表4-5 運動と食事制限によるウエイト・コントロール

```
あなたの体重（    ）kg − 理想体重（    ）kg ＝ 目標体重減量（    ）kg……a

減量分をエネルギー換算すると（a    ）kg × 7000kcal/脂肪1kg……b
             ＝総計（b    ）kcalのエネルギー・バランスのマイナスが必要
             それを（c    ）日で減量するには
             1日あたり（b    ）kcal ÷（c    ）日 ＝（d    ）kcal/日

これをすべて運動で消費すると，

ウォーキングの場合：体重1kgに対して，（走行距離）1kmあたり0.5kcal（0.5kcal/kg/km）消費されるので，
  1日の歩行距離は，（d    ）kcal/日 ÷ 0.5kcal/kg/km ÷ 体重（    ）kg ＝（    ）km/日

ランニングの場合：体重1kgに対して，（歩行距離）1kmあたり1.0kcal（1.0kcal/kg/km）消費されるので，
  1日の走行距離は，（d    ）kcal/日 ÷ 1.0kcal/kg/km ÷ 体重（    ）kg ＝（    ）km/日

となります。

1日の目標エネルギー・バランスのマイナスを食事制限との併用で行うと，

  （d    ）kcal/日 − 食事制限（e    ）kcal/日 ＝ 運動分の消費エネルギー（f    ）kcal/日

となり，この（f    ）kcal/日を上記の（d    ）kcal/日と置き換えると，歩・走行距離が算出できます。
```

1.0kcal/kg/km ÷ 体重60kg ≒ 4.7km/日のランニングが必要になります。

皆さんの計算はどのようになりましたか。かなりの運動量になったのではないでしょうか。残念ながら，このように運動だけでエネルギー・バランスをマイナスにするのは結構大変なことなのです。そこで，食事制限との併用療法が有効になってきます。280kcal/日のうち半分の140kcal/日を食事制限でマイナスにしてみましょう。140kcalはアンパン1/2個，ハンバーガー1/2個，バナナ1/2個，板チョコ1/2個程度に相当します。残り半分の140kcal/日を運動で消費することになるのですが，ウォーキングでは4.7km/日，ランニングでは2.3km/日ですむことになります。食べ物がもつエネルギー量がいかに大きいかが理解できると思います。ちょっと運動したからといって，食欲に任せて食べ過ぎるとあっという間に太ってしまうのもこのためなのです。

(5) 歩数計を活用し消費量を推定

ウォーキングやランニングの距離でエネルギー消費量を計算する方法は理解できたと思います。あとは日常生活での実践ですが，どうやって距離を把握したらよいのでしょうか。それには歩数計が役に立ちます。歩数計で歩数を測り，1歩当たりの歩幅を掛けてやればおおよその距離がわかります（歩数（歩）× 歩幅（cm）÷ 100,000 ＝ 歩行距離（km））。歩幅は身長（cm）− 100cmで推定することもできますが，これも個人差があり，スピードによっても変わってきますので，自分自身の歩幅を測っておくことで詳しく計算できます。

(6) スポーツ活動の消費量

様々なスポーツ活動の消費量はどうやって換算すればよいのでしょうか。それは，前述

した運動強度を表すメッツ（METs：Metabolic Equivalent(s)）が役に立ちます。メッツは運動時のエネルギー消費量が安静時代謝の何倍に相当するかを示す尺度です。アメリカスポーツ医学会（ACSM）で提唱され，現在ではその簡便さと応用性の高さから国際的にも広く利用されています。1メッツは酸素摂取量3.5ml/kg/分に相当するので，最大酸素摂取量を測定することにより，メッツを用いた運動強度の表現が活用できます。例えば，最大酸素摂取量が35ml/kg/分の人の場合，最大運動能力は35ml/kg/分÷3.5ml/kg/分で10メッツとなり，50％VO_2maxの運動強度はおおよそ5メッツということになります。

　身体活動を伴うエネルギー消費量を計算する場合は，個人の体重を考慮する必要があります。エクササイズガイド2006では，様々な身体活動のエネルギー消費量を換算するために以下の簡易換算式を提示しています。

エネルギー消費量（kcal）＝ 1.05×エクササイズ（メッツ・時）×体重（kg）

例えば，体重60kgの人がテニスを1時間した場合，新しい基準で示されたテニスのメッツは7.0メッツなので，

1.05×（7.0メッツ×1時間）×60kg ＝ 441kcal

となります。ここで注意したいのは，運動時間は実際に運動した時間であるということです。一般的に表現するテニスを1時間したというのは，休憩や審判などで動いていない時間が含まれる可能性があるので，計算する場合には実運動時間がどのくらいだったかを考慮する必要があります。主な身体活動のメッツ値およびエクササイズ数表を巻末資料に示したので参考にしてください。

4　エクササイズを続けるために

　持久的な体力と健康状態との関連性や，適度な運動トレーニングが健康に及ぼす好影響については否定のないところです。しかし，これらの研究結果から導き出された適切な運動処方が提示されたとしても，実際に運動行動を引き起こせるか，さらには長期にわたり継続できるかどうかについては問題が残っています。事実，日常定期的に運動を行っている人は大多数ではないし，運動実践を始めたが何らかの理由で止めてしまった人も多いでしょう。例えば，運動プログラムの参加者の50％は継続不可能なことや，肥満者を対象とした食事療法を含む運動プログラムにおいて，対象者の30～40％はプログラム開始の初期の段階で脱落してしまうことなどが報告されています。さらに，医療機関で実施される心臓リハビリテーションでの厳密な運動療法においても，運動を継続的に実施させることは困難なようです。現在では，社会学や心理学などが中心となって，運動行動を引き起こす要因や，さらには継続させるための学問的な方法論について盛んに検討が行われています。ここでは，運動を継続化させる方策の一つである「運動継続化の螺旋モデル」という仮説を紹介するとともに，健康づくりや肥満解消法のアプローチとして注目されている

行動変容技法について解説します。

(1) 運動継続化の螺旋モデル

　運動を継続化させる方策として，「運動継続化の螺旋モデル」という仮説が唱えられています。このモデルでは運動の継続化を促進する重要な要因として，「快適経験」，「目標設定」，「結果の知識」，「成功体験」が挙げられており，それらが相互に関連しながら，より高い次元に運動継続を引き起こしていくという理論です。

　快適経験とは，人は快適と感じるものには接近していき，継続的にそれに接していたいと考えるので，運動に関しても快適と感じられる運動が大切であるとするものです。これには，運動強度が大きく関わっており，快感情を発する至適運動強度の設定が重要になります。他人から強制されるしかもきつい運動ほどつらいものはありませんが，自ら行う楽しく気持ちの良い運動はまだ続けたいとか，また実施したいと思った経験はみなさんにもあると思います。

　目標設定とは，ただやみくもに運動するのではなく，目的・目標をきちんともって運動することが重要であるということです。なんのために運動するのかとか，いつ運動するのか，どのくらいの期間で目的を達成するのかなどの具体的な設定をすることで，運動継続への意欲が沸いてきますし，運動継続を阻害する要因が発生したとしても，それを克服しやすくなるでしょう。

　結果の知識とは，運動したらどのような効果があらわれてきたかを客観的に知ることです。体重・体脂肪率の変化，さらには体力測定や歩数の記録などで運動の結果を認識することが継続につながってきます。

　成功体験とは，達成感を味わえる運動をすることです。運動によって目標を達成した喜びや満足感を体験することで，この次もやってみようという意欲や継続への自信につながります。

　運動継続化の螺旋モデルを図4-4に示します。「快適経験」，「目標設定」，「結果の知識」，「成功体験」はそれぞれ単独で影響を及ぼすのではなく，相互に関連し，さらに循環して

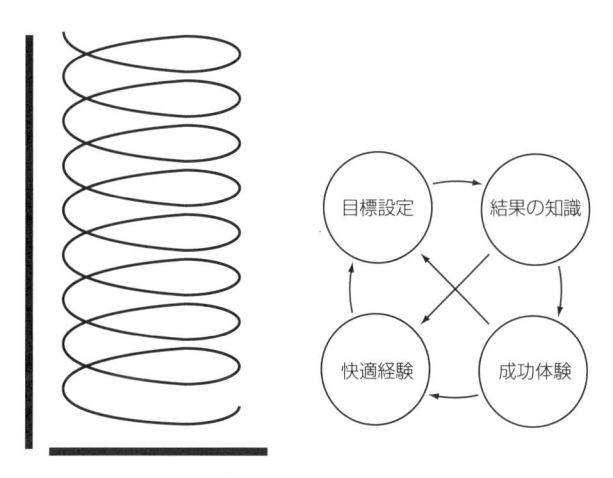

図4-4　運動継続化の螺旋モデル（今田，1986，橋本改変）

いると考えられています．すなわち，運動継続に伴い，体力や技術が向上していくにしたがって，これらの要因はそれぞれ高次レベルへの変化が生じます．それらが，相乗効果として螺旋的にさらなる運動の継続化を引き起こすと考えられています．

(2) 行動変容技法のすすめ

私たちの生活習慣は，ある日突然できあがったわけではなく，生まれてから現在までいろいろな環境のなかで，長い時間をかけて培われ身に付いてきたものです．運動継続とはまさにその生活習慣をある目的（ここでは健康づくり）のために，今から変えようというのですから，実のところなかなか簡単にはいかないのです．今までの肥満解消や健康づくりのための運動の動機づけは，運動の効果やその方法を知識や情報の提示を中心として行われてきました．

しかし，既存の方法による運動継続率の低さなどが問題となり，最近では心理学を中心に確立されてきた行動変容技法の有効性が認められています．私たちの行動は，ひとつひとつの小さな行動の連続で成り立っていることや，行動を起こす直前の環境や思考などの状況，さらには生じた結果に影響を受けるなど，誰にでもあてはまるいくつかの原則に基づいて行われています．行動変容技法とはこれらの原則を実際の問題に照らし合わせて解決していこうとする方法で，現在では，予防医学や治療医学，さらには教育現場などで活用されています．

運動継続に関する具体的なアプローチとしては，以下のような技法が考えられています．自分自身の行動を観察記録するとともに（自己監視法），運動実施に関する実現可能な適切な目標設定をする（目標行動設定）．目標設定を点数化するなどして，目標を達成するたびに自分自身をほめたり，ごほうびを準備する（オペラント強化法）．運動継続が阻害される状況を想定し，あらかじめ対処法を考えておく（再発防止訓練）．家族や友人など運動継続を応援してくれる人たちをつくる（社会的サポート）．これらのなかで，自分の環境に適したものを選択し実行していくことで，運動継続が実現しやすくなるでしょう．ぜひ実行してみてください．

(3) 運動行動変容ステージと目標達成のためのアドバイス

前述のように運動行動を喚起するために様々な行動変容技法が用いられていますが，近年，不健康な習慣的行動変容のために考案されたトランスセオレティカル・モデルを用いた運動行動変容ステージが注目されています．運動行動変容ステージは，過去および現在における実際の運動行動とその運動行動に対する準備性により，「前熟考（無関心）ステージ」，「熟考（関心）ステージ」，「準備ステージ」，「実行ステージ」，「維持ステージ」の5つの段階に分けることができ，それぞれのステージに即した運動実施のための工夫ができるようになっています．ここでは，エクササイズガイド2006に示されている運動行動変容ステージに基づいた目標達成のためのアドバイスをみてみましょう．図4-5を用いてあなたの現在の運動行動変容ステージを確認し，そこで得られた目標達成のためのアドバイスを参考にしてみてください．

[フローチャート図]

質問1: あなたは現在，生活活動，運動あるいはこれらの両方の活動で，週あたり23エクササイズの基準を満たしていますか？

- いいえ → 質問2へ
- はい → 質問4へ

質問2: あなたは，ときどきは，生活活動を増やしたり，運動を行っていますか？

- いいえ → 質問3へ
- はい → C 準備ステージ

質問3: あなたは今後，生活活動を増やしたり，運動を始めるつもりがありますか？

- いいえ → A 前熟考ステージ
- はい → B 熟考ステージ

質問4: あなたは，これまでの6ヵ月に，23エクササイズの基準を満たす生活活動，運動あるいは両方の活動を定期的に行ってきましたか？

- いいえ（維持しているが6ヵ月未満）→ D 実行ステージ
- はい（6ヵ月以上維持している）→ E 維持ステージ

※ それぞれの質問に「はい」「いいえ」でお答えください。あてはまる矢印に進み，各自の現在の運動行動変容ステージを確認してください。
週あたりエクササイズ（メッツ・時）は巻末資料：身体活動のエクササイズ数表を用いて算出して下さい。

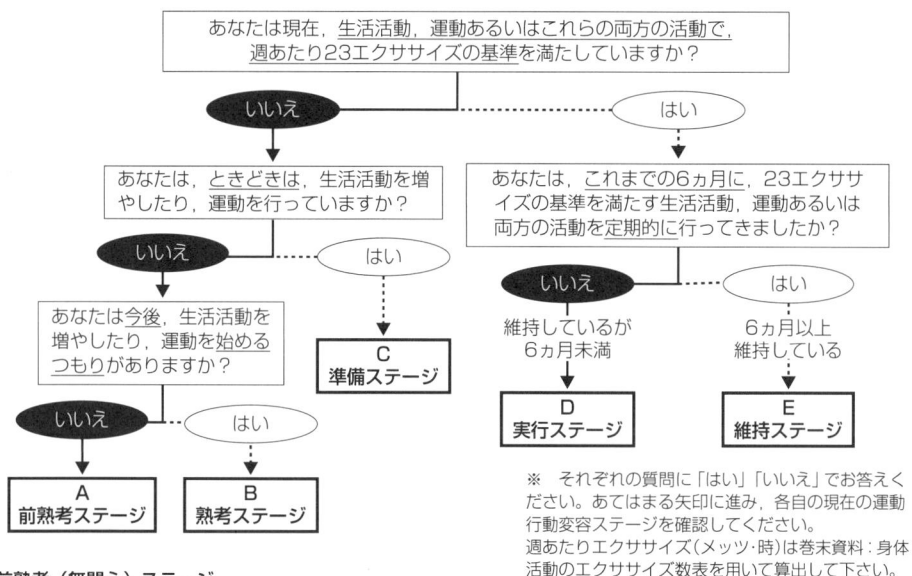

A：前熟考（無関心）ステージ

あなたは，現在，運動を行っておらず，生活活動量も少ない人です。しかも，近い将来に運動を始めたり生活活動を増やそうとは考えていません。現在のままでは生活習慣病の発症が危惧されます。自分の将来の健康状態をイメージし，まずは散歩や体操などできることから始めてみましょう。

B：熟考（関心）ステージ

あなたは，現在，運動を行っておらず，生活活動量も少ない人です。しかし，素晴らしいことに，あなたは近い将来生活活動量を増やしたり，運動を始めてみようと思っています。毎日の生活を見直し，初めはわずかな運動でも良いので少しずつ実現に向かって一歩踏み出しましょう。

C：準備ステージ

あなたは，定期的ではないが，ときどき生活活動を増やしたり，運動を行おうと心がけている人です。しかし，健康づくりのために必要な目標は達成できていませんので，週1回程度の運動から始めて，前述の行動変容技法のすすめを参考に「ときどき」の運動を「定期的」に変えていきましょう。

D：実行ステージ

あなたは，現在，生活活動量が多いか，定期的に運動を実践している人です。健康づくりのために必要な身体活動量の目標を達成できていますので，現在の習慣を続けることにより健康を維持・増進することができるでしょう。前述の行動変容技法のすすめを積極的に活用し，このまま現在の習慣を6ヵ月以上継続できるように努力を続けてください。

E：維持ステージ

あなたは，現在，生活活動も多く，定期的に運動を行っている人です。健康づくりのために必要な身体活動量の目標を達成できており，それを6ヵ月以上も継続できていますので，このままの状態をより長く継続できるようにしてください。定期的に，偏った運動になっていないか，義務的でなく楽しんでいるか，運動でかえって体の調子を崩していないか確認しながら進めてください。

図4-5 運動行動変容ステージのフローチャートと各ステージ毎のアドバイス
（運動所要量・運動指針の策定検討会，健康づくりのための運動指針2006改変，2006）

引用・参考文献

足達淑子　1997　ライフスタイルを見直す減量指導　法研
American College of Sports Medicine　1991　*Guidelines for Exercise Testing and Prescription* (4th Ed.), Lea & Fibiger, Pennsylvania.
米国スポーツ医学会　1985　日本体力医学会体力科学編集委員会訳　運動処方の指針　南江堂
海老原修，桜井智野風，木村みかさ，佐々木玲子，長谷川博，高原和子　2011　子どもの日常的歩数の同定　発育発達研究，**51**，92-100
栄養学・食品学・健康教育研究会編　1987　新エスカ21運動生理学　同文書院
J. F. サリス・N. オーウェン（竹中晃二監訳）　2000　身体活動と行動医学―アクティブ・ライフスタイルをめざして―　北大路書房
健康科学木曜研究会編　1998　現代人のエクササイズとからだ　ナカニシヤ出版
厚生労働省　2011　平成20年厚生労働省国民健康・栄養調査報告，236
九州大学健康科学センター編　1993　健康と運動の科学　大修館書店
村山正博・太田壽城・小田清一編　1991　有酸素運動の健康科学　朝倉書店
日本健康支援学会編　2001　健康支援学入門―健康づくりの新たな方法と展開―　北大路書房
小野寺孝一・宮下充正　1976　全身持久性運動における主観的強度と客観的強度の対応性―Rating of preceived exertionの観点から―　体育学研究，**21**，191-203.
ランニング学会編　2001　今日からはじめる実践ランニング読本　山海堂
田中千晶，田中茂穂　2009　幼稚園および保育所に通う日本人幼児における日常の身体活動量の比較　体力科学，**58**(1)，123-129
笹山健作，足立稔　2011　中学生の日常生活での身体活動量と体力との関連性　体力科學，**60**(3)，287-294
進藤宗洋　1990　厚生省の「健康づくりのための運動所要量」について―『身から錆を出さない，出させない』暮らし方の原理の提案―　保健の科学，**32**，139-156.
山田　茂・福永哲夫編　1996　生化学・生理学からみた骨格筋に対するトレーニング効果　ナップ

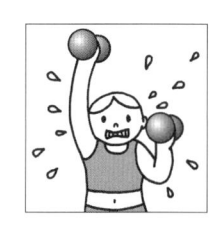

第5章
シェイプアップ・エクササイズの実践

　ヒトの体型を形づくっているものは，主に，骨格，筋肉，皮下脂肪だと考えられます。一般に成人を対象に考えるのであれば，骨格は完成しているので骨格自体の長さや形を変えるのは外科手術という手段を除いて不可能だと考えられます。しかし，筋肉，皮下脂肪については遺伝の効力もありますが，からだに刺激を与えることによって，ある程度体型への変化が望めます。すなわち，体型を変化させる主な組織は，筋肉と皮下脂肪といえるでしょう。前章では，エアロビック・エクササイズによる体脂肪の消費について述べられています。それは，端的にいうと脂肪組織の変化を示しボディサイズを全体的に変えようとするものですが，この章では主に筋肉を部分的に鍛えることによる筋機能の向上，及びからだを引き締めることによってデザインしていくことを目的としています。そして，このことを「シェイプアップ」として捉えて話を進めます。

　このテーマの柱となる事柄は，図5-1にエクササイズの概念図として示しています。このシェイプアップ・エクササイズの実践では，局所運動に該当する筋力系エクササイズ，全身運動と局所運動を組み合わせたサーキット・トレーニング，そして，ストレッチングの3点をテーマの柱とします。

1　エクササイズの原則

　図5-1が示しているようにシェイプアップ・エクササイズには様々な形態がありますが，どのようなエクササイズでも共通した決まり事があります。それが，図の中核にあるエクササイズの原則です。シェイプアップ・エクササイズの実践について述べる前に，以下に示す原則をふまえる必要があります。

(1)　だんだんきびしく（漸進性過負荷の原則）
　人間のからだはエクササイズを継続していくと，その内容（負荷，回数，セット数）に対して適応する能力をもっています。例えば，腹筋運動を30回行うのが精一杯だったのが，エクササイズを継続していくうちに30回ではもの足りなく感じます。それは確固たるトレーニングの効果ではありますが，その回数に甘んじていれば，さらなる効果は望めません。有益な効果を望むならエクササイズの条件を少しずつ上げていく必要があります。

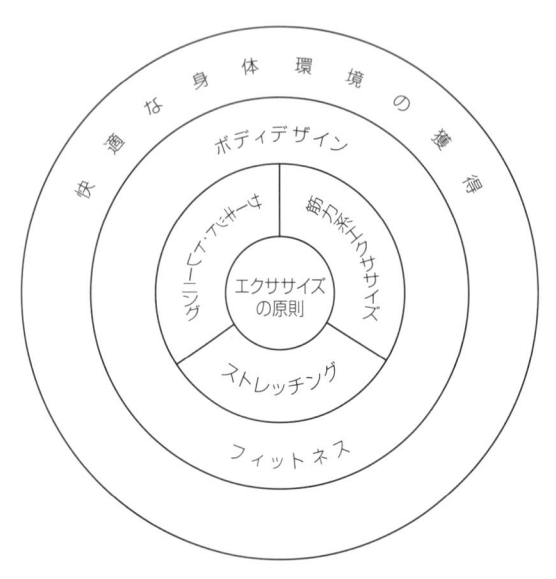

図5-1 シェイプアップ・エクササイズの概念図

(2) 継続は力なり（継続性の原則）

エクササイズによって獲得した身体能力は，永遠に続くものではありません。気が向いた時だけエクササイズを行っても効果は望めません。それどころか自己の体力の把握を誤り，からだにダメージを与える可能性があります。エクササイズは，定期的に継続して行いましょう。

(3) 目的にあったエクササイズを（特異性の原則）

エクササイズの内容に対して身体は反応します。例えば，ジョギングを継続して行うと全身持久力が高まりますが，敏捷性や筋力の飛躍的な発達はみられません。エクササイズの方向性とその効果との関係を認識して実践することが大切です。

(4) からだとの対話をもとう（意識性の原則）

エクササイズは明確な目的意識をもたず義務的に消化してもその効果は半減するといわれています。エクササイズがどういう目的で行われているのか，からだのどこを意識すればよいのかなど，エクササイズに対する目的や自覚をもって行うことが大切です。

(5) あくまでも自分は自分（個別性の原則）

エクササイズの実践は性，年齢，体格，体力などによって具体的な内容が違ってきます。一般的なエクササイズの内容は，あくまでも基本編にすぎないので個人の特性を考慮しながら効果を上げましょう。

(6) 全身の調和を求めて（全面性の原則）

特定のエクササイズだけを行うことは，からだ全体の体力のバランスからみて望ましくはありません。エクササイズの効果を上げるには，全身運動や局所運動の組み合わせでからだ全体を鍛えるという視点をもたなければなりません。専門的なエクササイズを行う前に，全面的な体力を整えることが先決です。

2 筋力系エクササイズの実際

筋肉は収縮をすることにより外部へ能力を発揮します。言い換えると，筋肉が能力を発揮している状態を「筋肉が収縮する（筋収縮）」と表現します。その筋収縮にはいくつかの様式があります。筋力系エクササイズは基本的にその様式をもとに構成されていますが，特別な器具を用いる等速性収縮も含んでいます。

表5-1　トレーニング時の筋収縮の様式とその特性（フォックス，1982を改変）

	静的収縮	動的収縮	
	等尺性収縮	等張性収縮	等速性収縮
	アイソメトリック・コントラクション	アイソトニック・コントラクション	アイソキネティック・コントラクション
トレーニングの名称	アイソメトリック・トレーニング	アイソトニック・トレーニング	アイソキネティック・トレーニング
筋力獲得率	△	○	◎
筋持久力獲得率	△	○	◎
漸増負荷の容易さ	○	◎	△
安全性	○	△	◎
スポーツ技術の向上	△	○	◎

◎ とても優れている　○ 優れている　△ 劣っている

表5-1に示すようにトレーニング時の筋収縮は，静的な収縮（関節の曲げ伸ばしを伴わない）を示す等尺性収縮（アイソメトリック・コントラクション），動的な収縮（関節の曲げ伸ばしを伴う）を示す等張性収縮（アイソトニック・コントラクション）と等速性収縮（アイソキネティック・コントラクション）に分類されます。それぞれの筋収縮の様式を元にトレーニングの名称が示されていますが，そのトレーニングの特性をみると，一長一短があるようです。

(1) アイソメトリック・トレーニング (Isometric training)

アイソメトリックは，筋の長さを変えないで張力を発揮していることが特徴です。図5-2(a)が示す腕相撲を例にとって説明すると，勝敗が決まらない引き分けの局面が該当します。この場面では，両者（図の中ではおもりが相手）の腕周辺の力は，ほぼ等しくて，見た目には動作が停止した状態にあります。しかし，動きがないからといって力を入れていないのではなく，両者は相手に負けないように張力を発揮しているのです。日常生活では，どういう時にアイソメトリックな能力を発揮しているのでしょうか。それは，料理で重いフライパンを持っている時，お母さんが赤ちゃんをだっこしている時といった例で理解できるでしょう。

図5-3, 5-4, 5-5は，アイソメトリック・トレーニングにおける強度・時間・頻度の条件とそれぞれのトレーニング効果を示しています。図より得られるそれぞれのトレーニングの条件を要約すると，以下のとおりになります。

強度の条件：最大筋力の40〜50％以上の力を発揮する。（実際には全力で行う）

時間の条件：最大の筋力で，最大持続時間の20〜30％で行う。（6秒〜10秒を行う）

頻度の条件：1日に2〜3セットで週あたり3〜4日行う。

図5-3では，アイソメトリックにおける収縮強度と週あたりの筋力増加の関係を示しています。この図から理解できるように，最大筋力の20％以下でのトレーニングは，筋への刺激にならず，筋力が低下することを意味します。最大筋力の20〜30％では，筋力の増加はみられません。こ

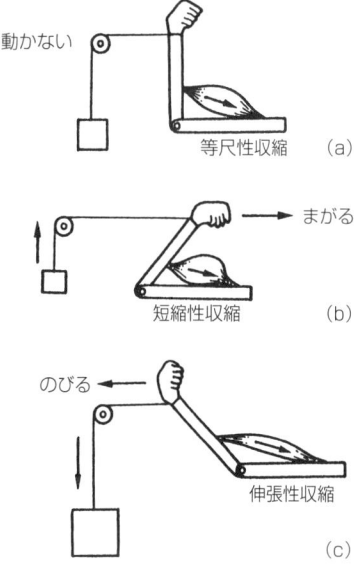

図5-2　筋収縮の様式（宮下，1988改変）

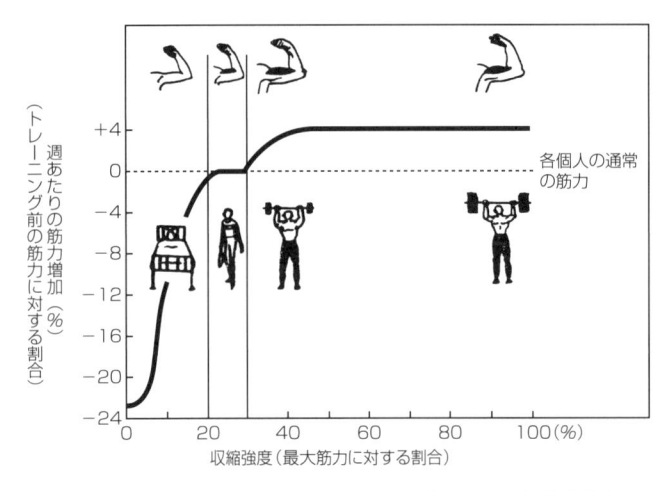

図5-3 アイソメトリック・トレーニングにおける負荷強度とトレーニング効果（ヘティンガー，1961）

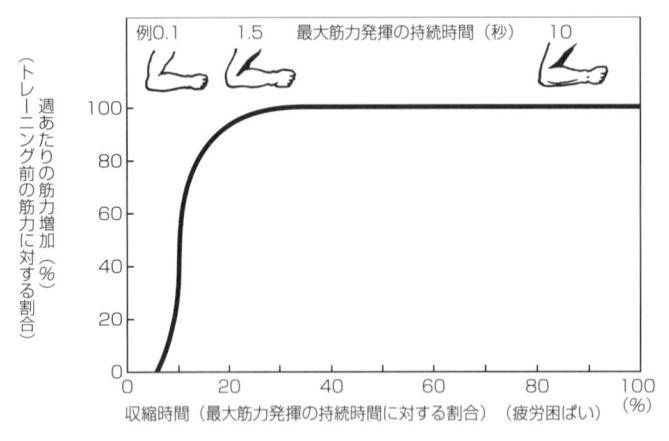

図5-4 アイソメトリック・トレーニングにおける収縮時間とトレーニング効果（ヘティンガー，1961）

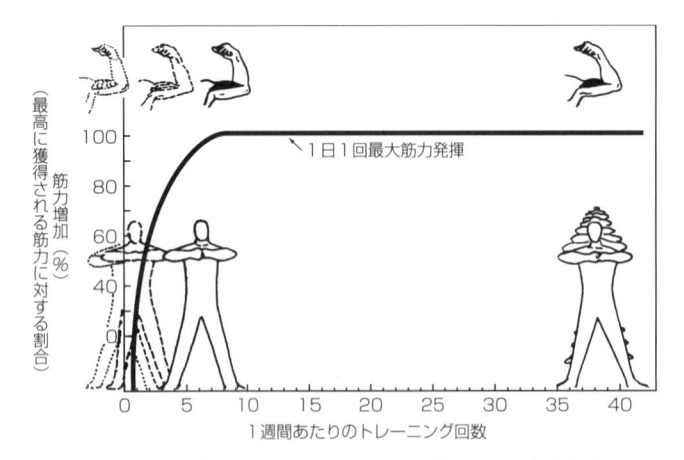

図5-5 アイソメトリック・トレーニングにおける実施頻度とトレーニング効果（ヘティンガー，1961）

の筋力は各個人の日常の筋力を示しており，日常生活だけでは筋力を高められないことを示唆するものです。また，40〜50％の負荷になると筋力が増加するのですが，50％以上の強度にしてもそれ以上の筋力の増加は期待できません。強度の条件で50％以上としているのは，トレーニングの負荷強度が曖昧だということです。手と手を合わせて，手のひら側に押し合い胸部を鍛えるトレーニング方法（パームプッシュ）がありますが，この押し合う力に客観的な数値がなく，主観的な力の配分に頼るしかありません。したがって実際には全力に近い負荷で行います。

次にトレーニングの持続時間ですが，その持続時間はそれぞれの最大持続時間の何％で行うかということになります。図5-4よりトレーニング効果が現れるのは，最大持続時間の20〜30％であり，また，静的最大筋力（100％）における最大持続時間が10秒程度であるので，その20〜30％は2〜3秒ということになります。しかし，その数値は理論値であり，実際は6〜10秒必要でしょう。

図5-5では，筋力の増加率と週あたりのトレーニング実施頻度（セット数）を表しています。最もトレーニング効果が上がるのは，週あたり約10セットとなります。週あたり3〜4日実施した場合，1日あたりのセット数は2〜3セットとなります。アイソメトリック・トレーニングは，特定

の場所や特別な用具を使わなくても実施できる点に優れ，次に述べるアイソトニック・トレーニングと併用することでさらなる効果が望めます。

アイソメトリック・トレーニングの代表的な例を図5-6に示しています。エクササイズの条件を考慮に入れて実践してみてください。

(2) アイソトニック・トレーニング
　　　(Isotonic training)

アイソトニックは等長性収縮と表現され，筋が短縮されながら筋力を発揮する短縮性収縮（コンセントリック・コントラクション）と筋が伸ばされながら筋力を発揮する伸張性収縮（エキセントリック・コントラクション）があります。コンセントリック・コントラクションを腕相撲の局面で考えてみると，相手を打ち負かしている状態です（図5-2(b)）。腕の力こぶができている状態からも理解できるように，これは筋が短縮されながら力を発揮していることを示しています。

また，エキセントリック・コントラクションは相手に打ち負かされている状態です（図5-2(c)）。腕が伸ばされてはいますが，筋は相手の力に負けないように張力を発揮しています。手にダンベルを持って，それを上下する力こぶの動きを想像してください。ここでダンベルを上げる動作の筋活動状態が短縮性で，ダンベルを下げる動作が伸張性に該当します。

このトレーニングの最も一般的な方法としてRM法があげられますが，その実際については次のページで詳しく述べます。

(3) アイソキネティック・トレーニング
　　　(Isokinetic training)

アイソキネティックは等速性収縮とも表現され，関節の全可動域に一定の速度で負荷を与え行うものです。先述のアイソトニック・トレーニングは一定

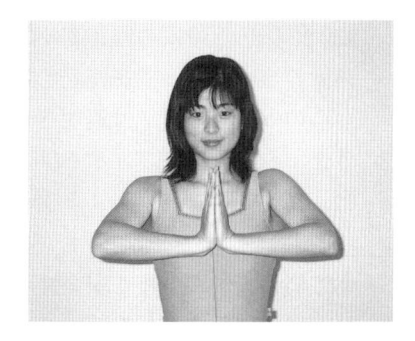

パームプッシュ
胸部（大胸筋，三角筋，上腕二頭筋）
実施方法：手のひらを内側へ向かって強く押す。

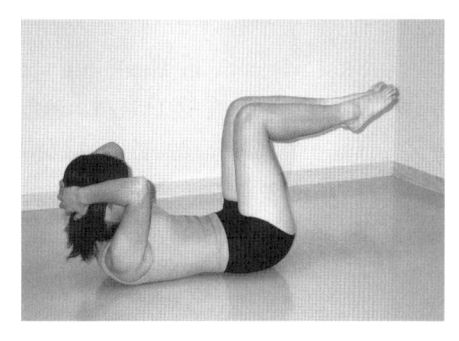

クランチ
腹部（腹直筋）
実施方法：へそをみて，静止する。

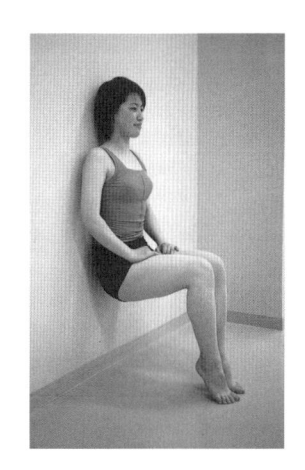

ハーフ・スクワット
脚部（大腿四頭筋，大臀筋，中殿筋，下腿三頭筋）
実施方法：かかとを上げて行う。
　　　　　最もきついところで静止する。

図5-6　アイソメトリック・トレーニングの実際

の負荷を与えますが，その負荷が動作中の関節角度に対して均等にはかかっていません。

例えば，あなたが買い物かごを手に握っている状態を想像してください。この時の肘の関節角度が120度の場合と30度の場合，あなたはどちらに重さを感じますか。実際には

120度の方が30度の約2倍の負荷がかかっています。このように同じ負荷を与えても関節角度の違いによって筋にかかる力も変わってきます。

このトレーニングは速度を規定することにより，すべての関節角度で同じ負荷を与えようとするものです。スポーツの動作において，どの関節角度でも筋力の発揮が望めることは，高いパフォーマンスを生み出すことにつながると考えられます。表5-1が示すように，このトレーニングは他のトレーニングと比較して筋力獲得率，筋持久力獲得率に優れ，加えて筋の損傷が少なく安全性が高いことが利点といえます。しかし，現在のところコンピューターに制御された特殊で高価な装置が必要になるのが欠点です。

3　RM法によるエクササイズ

RM（Repetition Maximum）とは最大反復回数のことを示しており，負荷の強度と関係があります。表5-2は負荷の強度と反復可能回数を示していますが，負荷が強ければ回数は減り，弱ければ回数は増えることが特徴です。繰り返し動作が最大10回まで可能な負荷の条件を10RMと表現します。ゆえに1RMとは最大反復回数が1回を意味し，それは最大筋力（強度負荷100%）を指しています。図5-7は一般的なRM法の流れを示しています。下記に示す例題を，図が示すRM法の流れを参考に解説します。

表5-2　負荷強度と期待する効果（松尾，1972を改変）

負荷の強度(%)	反復回数	主な効果
100	1〜2RM	最大筋力の向上
90	3〜5RM	
85	6〜8RM	筋肥大（引き締める）
80	8〜10RM	
75	10〜12RM	
70	13〜15RM	筋持久力
50	20〜30RM	
35	50〜60RM	

①エクササイズの目的を決める
↓
②エクササイズをためす
↓
③最大筋力（1RM）を算出する ←
↓　　　　　　　　　　　　　　│
④エクササイズの条件を決める　│
↓　　　　　　　　　　　　　　│
⑤エクササイズの実施　　　　　│
↓　　　　　　　　　　　　　　│
⑥エクササイズの負荷になれる ─┘

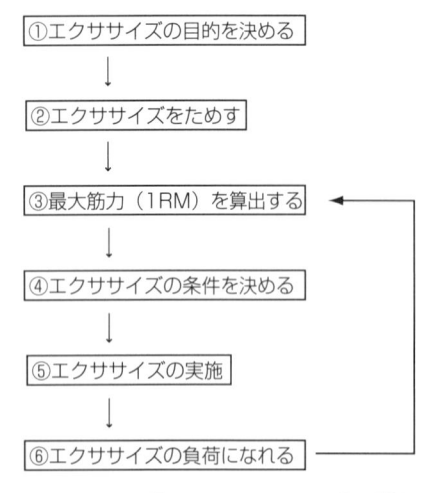

図5-7　RM法によるエクササイズの手順

例）あなたのエクササイズの目的：
　　二の腕を引き締めたい（上腕三頭筋の肥大）

①エクササイズの目的を決める　エクササイズの目的とは，どういう効果を望むのかということです。その効果ですが，表5-2より最大筋力の向上を目指すのか，筋肥大を望むのか，筋持久力を身につけるのかを選択します。そして，エクササイズの条件はその目的にそった負荷強度と反復回数を用います。あなたのエクササイズの目的は引き締めることですから，筋肥大ということになります。また，エクササイズの部位ですが二の腕を示していますので，図5-8から上腕の運動を選択してください。この例ではフレンチプレス（上腕三頭筋）を用いたいと思います。

②エクササイズをためす　急激に強い負荷がかかることは筋の損傷を招く可能性も高く，からだにとってよくありません。バーベルやダンベル（身近になければ，ペットボトルに砂や水をいれることで代用できます）で，とりあえず軽いと感じる負荷（重さ）のものを選び，図5-8に示すフレンチプレスの注意点を守り，動作を何回か繰り返し行ってください。自分の筋肉に

3 RM法によるエクササイズ　57

トレーニング部位	バーベル／ダンベル	自体重を利用
胸部	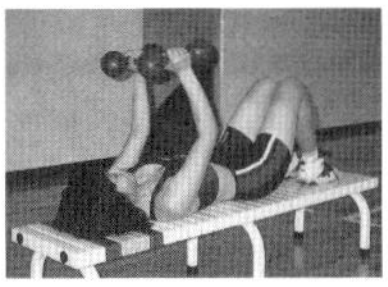 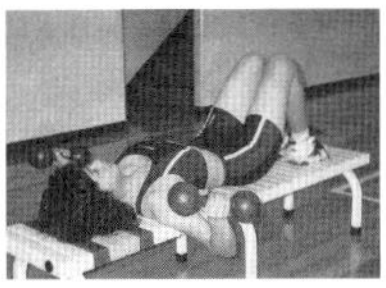 *補助筋は，三角筋，上腕二頭筋 **ダンベル・フライ**	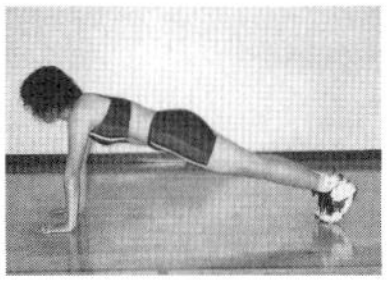 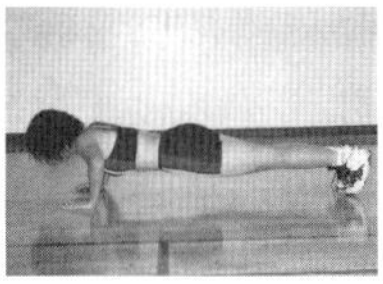 *筋力のない人は 　ひざを床につけて行う *手の間隔を広くとる **プッシュアップ**
腹部	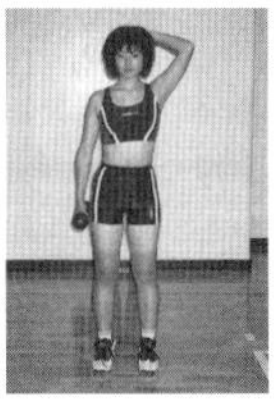 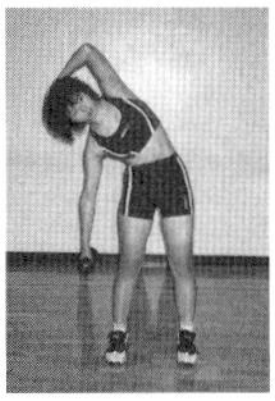 *外腹斜筋（わき腹）が鍛えられます **ダンベル・サイド・ベンド**	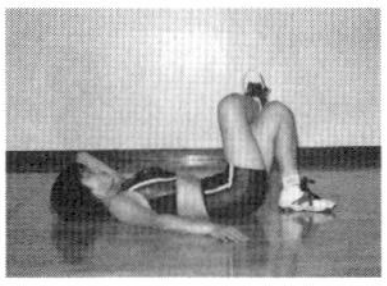 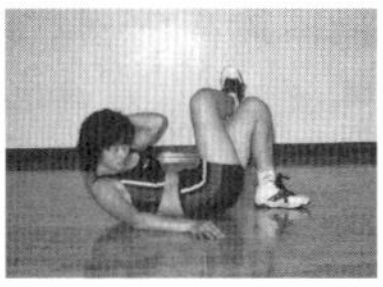 **ツイスティング・カールアップ**
背部	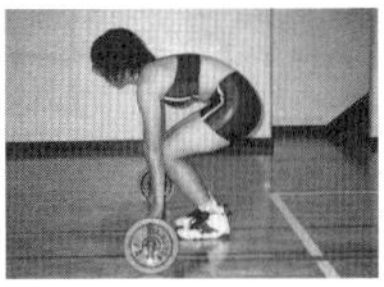 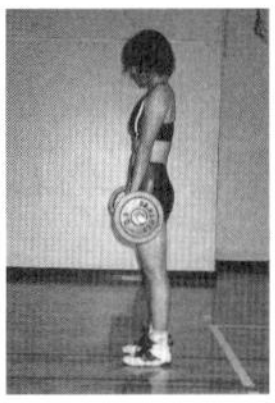 **バーベル・デッドリフト**	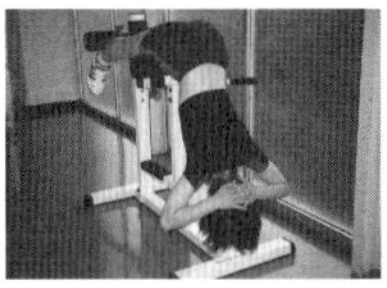 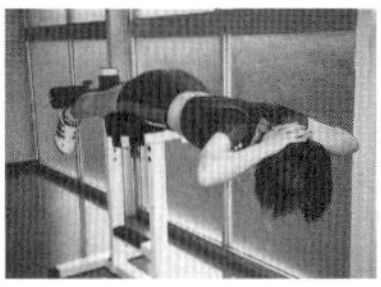 *上体を水平以上にもちあげない **バック・エクステンション**
上腕部	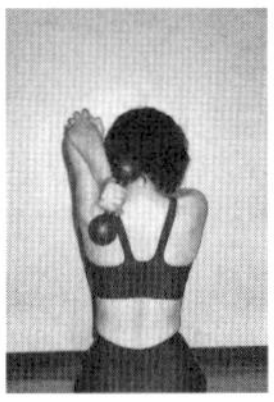 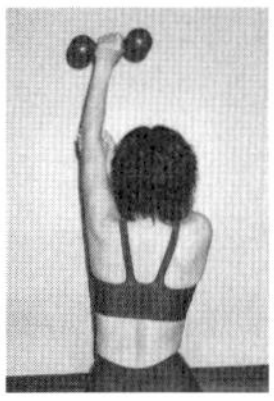 *主働筋は上腕三頭筋 *肘が動かないように注意します **フレンチプレス**	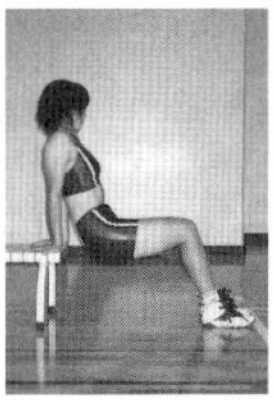 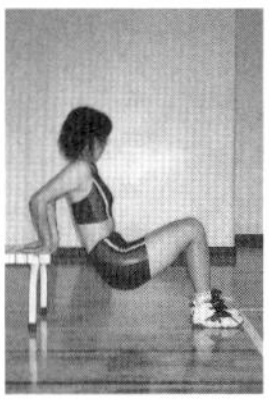 **リバースプッシュアップ**
大腿部・臀部	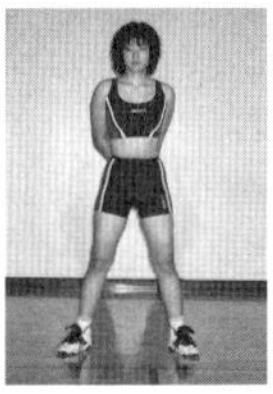 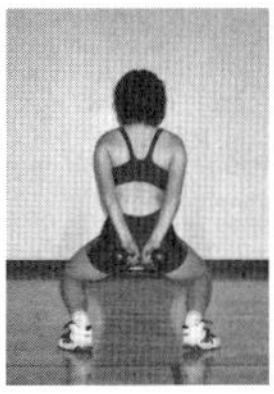 *つま先を少し開きます *上体を前に倒さないようにします **ワイド・スタンス・スクワット**	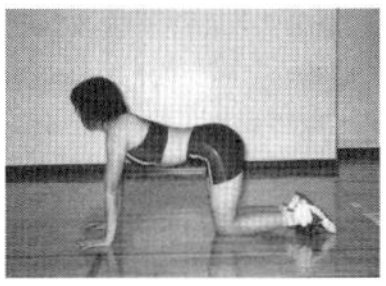 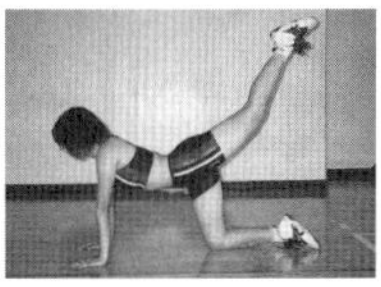 **バック・キック**

図5-8　レジスタンス・トレーニングの実際
*自体重を利用する場合は，一定のテンポ（メトロノームまたは時計の秒針に合わせる）で継続可能な回数の70％を3セット行う。

対して，エクササイズがはじまることを伝えておきましょう。

③最大筋力（1RM）を算出する　個別性の原則で述べているように，筋力についても個人差があります。自分がどれくらいの筋力レベルなのか，その基準を知らなければエクササイズのメニューは作成できません。最大筋力を知ることは，自己の筋力レベルを知るということです。1RMを求めるのに，いきなり重いダンベルを持って行うと，筋に損傷を与える危険性があります。ゆえに，最大筋力の比率から1RMを算出します。

フレンチプレスの動作がくずれないことを条件に反復回数が3～6回の繰り返し可能な負荷値を見つけます。もし，ダンベルを1～2回くらいしかあげられなかったら，負荷が重すぎるので軽くして行います。逆に動作が何回も続くようであれば，徐々に負荷を上げていきます。

例えば，あなたの反復可能回数が5回の時の負荷値が，3kgだとします。表5-2より最大反復回数が5回の場合，最大筋力の90％に相当しますので，挙上した実際の負荷値をX，最大筋力に対する比率をYとし，以下の式に代入します。

　　X÷Y＝最大筋力　　　　XとYにそれぞれの数値を代入すると

　　3kg÷0.9＝3.3kgとなり，この場合の最大筋力は3.3kgとなります。

④エクササイズの条件を決める　この例題では，筋肥大の負荷設定をしますので最大筋力の75％～85％の負荷を求めます（表5-2を参照）。筋肥大といっても10％の幅がありますが，85％の場合は筋肥大という効果に加えて筋力向上の要素を含んでおり，また75％の場合は筋肥大という効果に加えて筋持久力の要素を含んでいます。ここでは，その中間値の80％で考えてみます。すなわち，最大筋力3.3kgの80％の負荷値ということで，3.3kg×0.8＝2.6kgとなります。よって，あなたのエクササイズの条件は，負荷値2.6kg，反復回数8～10回（最大筋力の80％は8～10RM），セット数3セット，週当たりの運動頻度を3～4回に設定します。なお，ダンベルの細かい負荷の設定が難しい場合は，その数値の近似値を用いてください。

⑤エクササイズの実施　エクササイズを実施する上で大切なのは，まず無理をしないということです。体調が悪い日にはエクササイズを中止するか，設定したエクササイズ条件を軽くして行います。次に実施の際の動作ですが，鍛える筋を意識し力まずに呼吸を伴いながら行ってください。ダンベルやバーベルを自分のからだに近づける時は息を吸い，遠ざける時は息をはきながら行います。

⑥エクササイズの負荷になれる　設定したエクササイズに慣れてきたら，漸進性過負荷の原則（p.51）に従って負荷値の再設定をしなければなりません。もし，あなたが設定した負荷が数回多く行ってもエクササイズの当初と比べて筋に疲労が少ない場合には，エクササイズの効果が上がっている可能性がありますので，再度最大筋力を測定しエクササイズのメニューを作り直します。

この例では上腕のエクササイズを目的としたフレンチプレスを取りあげましたが，種目によって最大筋力に差がありますので，実施するすべての種目において1RMを計測することをつけ加えておきます。

この例ではダンベルを用いたエクササイズを取り上げましたが，その他にもマシン，バーベルといった重量物を利用するもの，ゴムチューブの弾性を利用したもの，腕立て伏せ，

懸垂といった自分の体重を利用するものがあります。また，新たなエクササイズとして，腕や足の付け根に特別なベルトを巻いて，血流を適度に制限した状態で行う加圧トレーニングも近年注目を浴びてきました。これらのエクササイズは手段に違いがみられますが，身体に抵抗を与えているという点は一致しています。身体に何らかの負荷を与えて行うエクササイズを総称してレジスタンス・トレーニングといいます。レジスタンス・トレーニングのすべての方法を紹介するには紙面に限りがありますので，ここではバーベル，ダンベル，自体重を利用するものを紹介します（図5-8）。

　女性はマシンなどを使ったトレーニングを行うと，男性のボディビルダーのような筋肉のつき方を想像し，トレーニングに対して嫌悪感をもつのではないでしょうか。しかし女性は男性と違い，同等のトレーニングを行っても男性ほどの筋肥大はおこらないと考えてよいでしょう。その原因はホルモンにあります。筋肥大は男性ホルモン（テストステロン）の分泌により増長されます。女性も男性ホルモンを分泌しますが，男性と比較して少量です。見方をかえると，女性のからだを男性のボディビルダーのようにするには，男性ホルモンの投与が必要になります。上記のことを理解して，多くの女性がトレーニングに対して積極的に取り組めるようになることを期待します。

4　サーキット・トレーニング

　サーキットとは巡回という意味があり，種類の違うトレーニングを1種目ずつ行い，巡回していくトレーニングです。このトレーニングは筋力，筋持久力，筋パワーを高めるとともに極力休息をいれずに巡回することで，呼吸循環機能が高まり全身持久力を得ることができます。サーキット・トレーニングは総合的体力の養成に向いた方法といえます。

　このトレーニングは一つの種目を終えると，次の種目まで休息をとらずに進みますので厳しい条件で行うと，疲労が蓄積し次の種目へ移ることが困難になります。したがって，各種目のトレーニングの条件を比較的軽く設定します。

　一般的には正しい動作で遂行可能な最高回数を測定し，その半分（50％）の回数を負荷とします。しかし，種目によっては最高反復回数を求めるのが困難な場合があります。そういう種目は制限時間を設けて，その時間内での最高反復回数を決定し，その50％を負荷とします。例えば縄跳びの場合，最高反復回数の基準が設けにくいので，1分間または30秒間の制限時間内における最高反復回数を測定します。

　セット数は通常3〜5セット（3〜5巡回）行い，その所要時間は10〜30分程度とします。トレーニング種

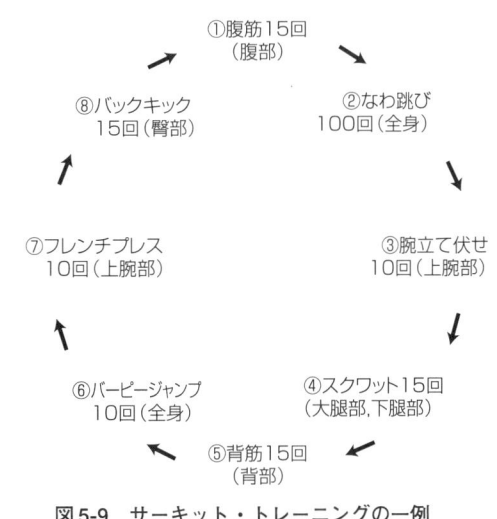

①腹筋15回（腹部）
②なわ跳び100回（全身）
③腕立て伏せ10回（上腕部）
④スクワット15回（大腿部，下腿部）
⑤背筋15回（背部）
⑥バーピージャンプ10回（全身）
⑦フレンチプレス10回（上腕部）
⑧バックキック15回（臀部）

図5-9　サーキット・トレーニングの一例

目の配列は，使用する筋群が続かないように組み立てていきます。図5-9で示しているように，上半身の次は下半身，局所運動の次は全身運動といったようにすすめていきます。

5　ストレッチング

　しなやかで，柔軟性に富んだからだはスポーツに有利になるばかりではなく，日常の動作においても表出するものです。例えば「歩く」動作をみても，ロボットのようにぎこちなく歩くよりも，スムーズで，かつリズミカルに歩く方がしなやかにみえるものです。ここでは，からだの柔軟性を高める手法としてストレッチングを取りあげます。

　ストレッチングは，元来「伸ばす，引っ張る」という意味です。スポーツの場面で用いられるストレッチングは，骨と付着している筋肉を伸ばすことを示し，その研究は1950年頃から始まりましたが，1975年，ボブ・アンダーソンが理論を具体化し紹介したことでスポーツ界に急速に普及してきました。

　このような背景には，柔軟性がスポーツにとって非常に重要なものとして認識されてきたことが考えられます。一般的に，柔軟性に優れている人は，関節の可動域が広い分だけ衝撃が緩和されケガや故障になりにくいといわれています。逆にからだが固く柔軟性に乏しい人は，転倒等の際の衝撃が筋，腱，骨に伝わりやすく障害を招きやすくなります。それは普段の生活での捻挫や転倒といったアクシデントにおいても同様のことがいえます。

　またスポーツ技術を高めるうえでも柔軟性はとても重要で，サッカー等のボールを蹴る動作は筋力があっても股関節の柔軟性がないと大きなパワーは発揮できず，水泳のクロールにおいては肩周辺の柔軟性がないと効率よく水をかくことができないなど，スポーツの上達にはかかせない体力要素のひとつだと考えられます。

　ストレッチングの実施により，筋肉が活性化され血液の流れがよくなることから，筋肉の弾性が高まり関節の動く範囲が拡大します。よって，ケガや障害の予防に効果があり，特に運動のウォーミングアップやクールダウンにストレッチングを用いると，筋温が上昇し運動に対する適応能力を高め，疲労を蓄積させないというメリットがあります。また呼吸を伴いながら行うので，気持ちを落ちつかせ心身のリラックス効果を得ることができます。

　ストレッチングは動的ストレッチング（Dynamic Stretching）と静的ストレッチング（Static Stretching）に大別されます。動的ストレッチングとは，ゆっくりとしたリズムで，反動を使いながら筋を伸ばします。首や腕を回したり，前後にからだを振ったりする運動が該当します。

　それに対して静的ストレッチングとは，反動を使わずに目的の筋肉を伸ばし数秒間保持する方法です。筋肉は，伸ばされると危険を察知し収縮する性質をもっていますが，その伸ばされ方が急激だと収縮のしかたも強くなります。この方法は反動を使わず徐々に筋を伸ばしていくので，筋肉に過度な伸張がなく最も安全といえます。しかしながら，スポーツは動作を伴うことが多いので，その種目に合わせた動作で筋を伸ばす動的なストレッチングを加えるとさらなる効果が期待できます。

　また，より専門的な手法としてPNF（Proprioceptive Neuro-musucular Facilitation）と

いうのがあります。PNFは理学療法の分野で脳血管障害後遺症患者の治療に用いられてきましたが，近年スポーツの世界でも応用されています。

PNFを行う際には基本的にパートナーを必要としますが，パートナーはPNFの知識，相手に対する力の入れ具合やタイミングなどの熟練を要します。

なお，一般的にストレッチングといえば，静的ストレッチングを指します。図5-10では，静的ストレッチングの実際と実施上の留意点を含めて示していますので，参考にしてください。

ストレッチングを行う際の留意点
・自然な呼吸でリラックスして行う。
・オーバーストレッチ（過伸展）は避ける。
・反動を使わない。
・ランニングなど身体を温めてから行う。
・伸ばしている筋を意識する。
・伸ばしている筋を20〜30秒間保持する。
・自己のペースで行う。

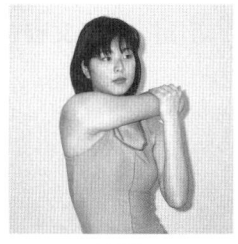

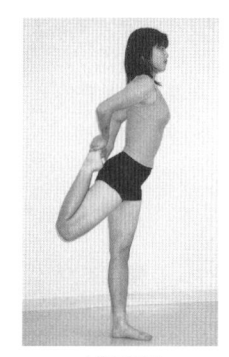

三角筋 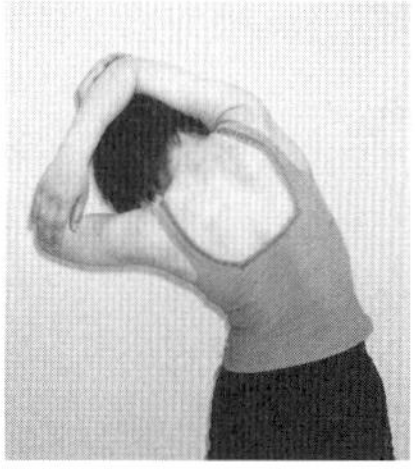　　　　　上腕三頭筋

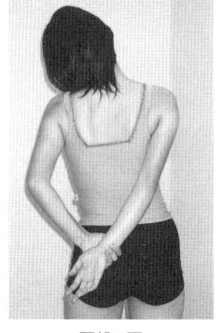

頸部＋肩 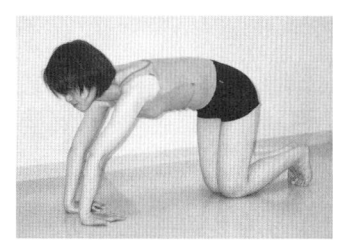　　　　前腕＋手首

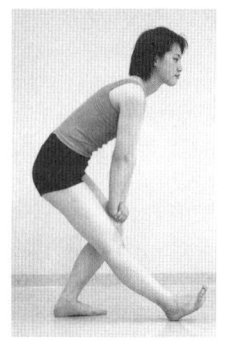

腓腹筋 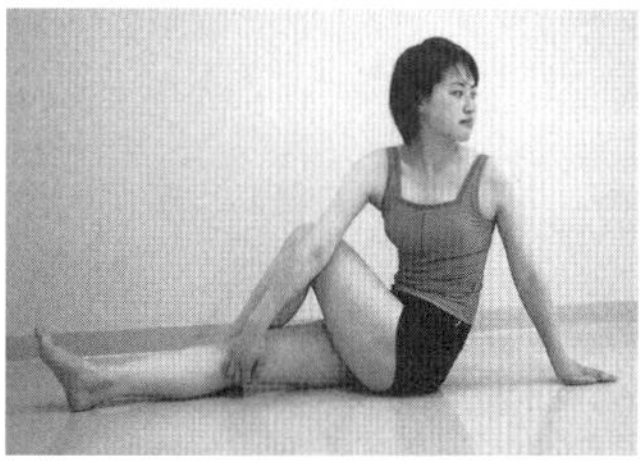　　　　　腰部

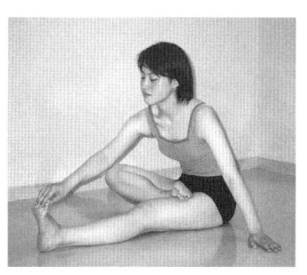

大腿二頭筋　　　大腿四頭筋

図5-10　ストレッチングの実際

引用・参考文献

安部　孝　2010　トレーニング科学最新エビデンス　講談社サイエンティフィック
朝岡正雄　1993　日独英仏対照スポーツ科学辞典　大修館書店
アンダーソン，B.　1981　ボブ・アンダーソンのストレッチング　ブックハウス・エイチディ
フレデリック・ドラヴィエ　2005　美しいボディラインをつくる女性の筋力トレーニング解剖学　大修館書店
フォックス，E.　1982　選手とコーチのためのスポーツ生理学　大修館書店
Hettinger, Th.　1961　*Physiology of Strength*. Charles C. Thomas. Springfield: Illinois.
ヘティンガー，T.　1970　アイソメトリックトレーニング　大修館書店
井街　悠　1981　図解コーチストレッチング体操　成美堂出版
金子公宥　1993　パワーアップの科学　朝倉書店
覚張秀樹・矢野雅知　1998　実践スポーツPNFコンディショニング　大修館書店
木場本弘治　1999　手軽にダンベルエクササイズ　西東社
窪田　登　1990　スポーツマンのための筋肉トレーニング　ベースボール・マガジン社
窪田　登　1994　体力トレーニング・ワンポイントコーチ　大修館書店
栗山節郎他　1991　トレーニング用語辞典　森永製菓健康事業部
増田卓二　1993　ヘルス＆フィットネス　ナカニシヤ出版
松尾昌文　1972　学校体育　日本体育社
宮下充正　1988　トレーニングを科学する　大修館書店
森永スポーツ＆フィットネスリサーチセンター　2000　ウィダー・フィットネス・バイブル　森永製菓健康事業部
仲嶋寛之・覚張秀樹　1994　スポーツPNFマニュアル　南江堂
野沢秀雄　1998　強くなる腹筋トレーニング　成美堂出版
ロルフ・ヴィルヘード　1990　目でみる動きの解剖学　大修館書店
ショーリッチ，M.　1995　スポーツマンのためのサーキットトレーニング　ベースボール・マガジン社
鹿屋体育大学スポーツトレーニング教育研究センター(編)　2004　スポーツ選手と指導者のための体力・運動測定法　大修館書店
スポーツサイエンスフォーラム(編)　2008　健康・スポーツ科学の基礎知識　道和書院
鈴木正之　1993　間違いだらけのスポーツトレーニング　黎明書房
田口貞善・矢部京之助・伊坂忠夫　2010　スポーツサイエンス入門　丸善
トレーニング科学研究会　1994　レジスタンストレーニング　朝倉書店
トレーニング科学研究会　1995　コンディショングの科学　朝倉書店
トレーニング科学研究会編　1996　トレーニング科学ハンドブック　朝倉書店
ウィダー・リサーチ・インスティテュート編　1991　ウィダー・トレーニング・バイブルⅠ　森永製菓健康事業部
山本利春　1999　柔軟性のトレーニング　大修館書店

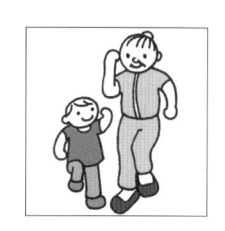

第6章
加齢とフィットネス

「鉄は熱いうちに打て」という諺があります。鉄は冷たくなってからでは，形の変えようがありません。このように物を作り上げるには適したタイミングがあるのです。私たちのからだは，運動刺激を受けることによって，心身の健康を増進し，人間の能力を開花させるという喜びと楽しみをうけることができます。その運動能力を保持・増進するためには，どのような発育段階でどのような運動が効果的なのか，運動の至適年齢を考慮して行うことが重要です。

1　子どものフィットネス

（1）　からだの発育

こどものからだの発育は，いろいろな時期にいろいろな速度でおこるといわれています。つまりすべての臓器や器官の発育の経過は同じでなく，様々な経過をたどるということです。スキャモンはヒトのからだの発育曲線を，神経型・リンパ型・一般型・生殖型の4つの型に分けています（図6-1）。成熟時を100％として，各年齢における発育の程度を示しています。一般型は，身長や体重などからだの発育を表しています。また，筋肉の量や骨の大きさ，あるいは呼吸器系，心臓血管系，消化器系など，器官の発育も含まれます。神経型は，脳・脊髄・視聴覚器・頭部計測値などが含まれ，他の型に比較して，非常に早い時期に完成されます。図に示されるように，生後まもなく急激に発育し，7～8歳までに成熟時の95％まで発育します。リンパ型は，リンパ節，胸腺，扁桃，虫垂などが含まれます。リンパの組織は，感染症に対する免疫力をもち，乳児期から幼児期にかけて急速に発育し，11～13歳頃に成熟時のおよそ2倍程度になります。その後下降しますが，これは，胸腺や扁桃の縮小と関係しているといわれます。生殖型は，精巣・卵巣・子宮・生殖器などが属します。生殖器の組織は，乳児期にわずかに発育しますが，その後はほとんど変化がなく，思春期に急速に発育します。

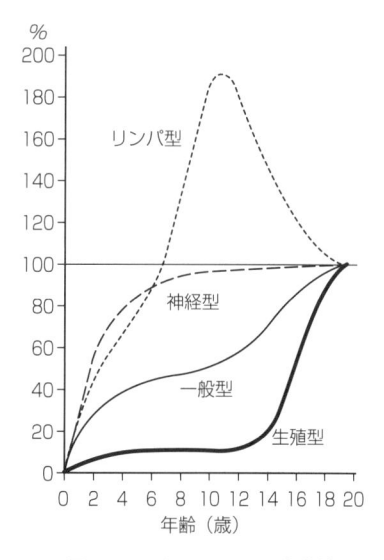

みなさんが小学生の頃，自分より小さかった男子が，中学

図6-1　スキャモンの発育曲線
（Scammon, 1930）

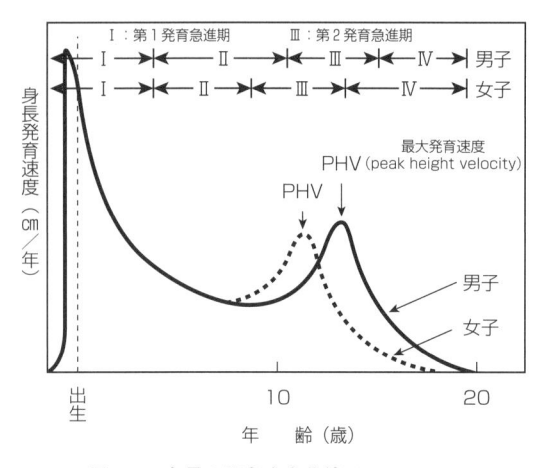

図6-2 身長の発育速度曲線（高石，1980）

生になってどんどんと身長が伸びていったという記憶はありませんか。身長と体重の発育過程では，思春期に入るまで男女の差はありませんが，女子は男子よりもおよそ2年はやく思春期に入るため，女子の平均値が男子より高い時期があります。しかし，男子の最大発育速度（PHV）は女子よりも高い（図6-2）ため再び男子が高くなります。PHVは平均で男子7.4cm/年，女子6.7cm/年ですが，これには個人差があります。また，「PHV年齢における身長の大きさは，成人になった時の終末身長と高い相関がある」と小林（1996）は報告しています。身長の発育は思春期まで男女の違いはわずかですが，思春期になるとその違いは大きくなります。また，体重の発育においても身長の発育過程と同じ傾向を示します。

男女差でいえば，体脂肪量の差は一般的に思春期後に明らかになるといわれてきましたが，最近の研究報告で，思春期前（5〜7歳）の男女に脂肪量の差がみられることも明らかになりました。

（2）子どものフィットネス

あなたは子どもの頃どのような遊びをしましたか。本来子どもにとって「運動遊び」こそ，身体活動能力を高めるトレーニングであるといえます。あなたのまわりの子どもたちは，どうでしょう。自由に遊べる空間，遊びに没頭できる時間があるでしょうか。創造的な遊びの場の減少，テレビゲームや小型ゲーム機などの普及による身体活動量の減少，日常的な塾や習い事による自由な時間の減少など，運動遊びの場所も時間も少なくなっています。

その反面，子どもたちを対象にした，組織的スポーツが盛んになっています。競技志向が強く，過度のトレーニングや使いすぎによるスポーツ障害の報告も多くあります。子どもの身体活動の目的をよく検討し，過剰な運動で，子どもから身体活動の楽しみを奪わないよう，また障害をもたらさないように心がけることが大切です。

運動・スポーツをする場合には，からだの発育・発達を考え，有効な時期に有効な方法で行うのが効率的です。成長の著しい時期では，体格や体力・運動能力に大きな個人差があります。年齢だけでなくからだの成長と個人差も考慮して行う必要があります。ここでは，機能の発達段階における運動について特徴的なものをとりあげました。

1）調整力

調整力とは，物を「投げる」，「蹴る」といった基本的な動作や，平衡性・巧緻性・敏捷性に関わる身体的能力を指します。調整力の発達は神経系の発達と深い関係があり，思春期に入る前には発育がほぼ完了しているといわれます。子どもの頃に覚えた自転車乗りは，

しばらく乗っていない期間があったとしても，大人になってふたたび乗ることができます。このように神経系が完成されるまでに一度獲得した調整力は，しばらく使われなくても衰えることはないのです。

①小学校に入るまでに（1～6歳）　基本的な動作は，「立つ」や「転がる」，「回る」などの姿勢の維持や平衡性能力，「走る」や木に「登る」など移動する能力，物を「つかむ」や「動かす」，「蹴る」の操作する能力に分けられます。このような基本動作が多く含まれるような運動遊びをすることが大切です。いろいろな生活習慣が身につくこの時期に，十分に身体活動を体験できなかった子どもは，運動嫌いになる傾向があるともいわれています。将来あなたが親となった時，できるだけ一緒に戸外に出て，遊びの楽しさをたくさん経験させてあげてください。

②小学生時代に（7～11歳）　種々のスポーツの基本動作は，この時期に習得するのが望ましいといわれています。例えば，多くのスポーツの基本である「走る」という動作は，脚の運び方や腕の振り方など正しい基本動作をこの時期までに習得することが望まれます。また，球技においては投げる・打つなどの正しい動作，水泳では，複数の泳ぎ方を身につけた方がよいと考えられます。

　一般的に，この時期には一つのスポーツのみ行うのではなく，さまざまな運動種目を経験したほうがよいといわれています。栄養価の高い食品であっても，そればかり毎日食べていたのでは，偏りがでてしまうのと同じで，同じ身体動作ばかり繰り返しては発育にも偏りが生じてしまうのです。将来のスポーツ活動に役立てるためにも，いろいろな運動で基本的な技術や動作を習得し，バランスのとれた調整力を身に付けることが大切です。

2） 全身持久力

　全身持久力はからだを長時間動かす作業や運動を継続する能力を示すもので，中学生頃（12～14歳）から急速に発達してきます。こうした背景には，図6-1のスキャモンの発育曲線の一般型が示すように，この時期は，肺や心臓，さらに血液循環機能が総合的に発達するからです。この時期に持久的な運動を積極的に取り入れることによって，心肺機能を高めることができます。この全身持久力の指標となるのが最大酸素摂取量（p.33参照）であり，17～19歳にピークになります。一般的にはその後，徐々に低下がはじまりますが，トレーニングによって高めることができます。

3） 筋　　力

　骨格筋の筋線維直径の発育によって筋量は増大し，筋量の増加にともなって筋力は発達します。筋量の変化をみると，一般に思春期前までは，男女差はなく，思春期になると性差があらわれ，男子の骨格筋量は女子の1.5倍になるといわれています。

　筋力トレーニングでの注意点は，骨の成長期における筋肉への過剰負荷です。この時期は，運動強度と頻度を考慮したトレーニングを行うことが大切です。過剰負荷による障害はオスグット・シュラッター病などの骨端症が，最も多く発症します。オスグット・シュラッター病というのは膝蓋骨の下あたり，脛骨結節部におこる骨端炎です。9～16歳での発症で，正座や蹴るなどの動作時に痛みを生じます。

筋力トレーニングとしては男性ホルモンの分泌が盛んになる15歳ころから軽いウエイト・トレーニングを開始し，骨の成長が完了する17〜18歳くらいから本格的な高強度のウエイト・トレーニングを開始するのが理想的でしょう。

2　成人期以降のフィットネス

　成人に対する健康づくりの運動としては最大酸素摂取量の50〜85％の強度で，20〜60分の持続時間，週3〜5日実施すると効果的である（アメリカスポーツ医学会）とされています。成人期以降の加齢にともなう身体機能や体力の変化と運動について考えてみましょう。

　20歳代ではすべての身体機能が充実する時期でもあり，様々な運動・スポーツの積極的な実施が可能といえます。ヘティンガーによれば，筋力トレーニング効果が最も得られるのは，男女とも20〜30歳と報告しています。男性ホルモンが大きく関係しているため，女子は男子のような筋量の増大はみられません。筋肉を増強し，反復運動をすることによって，筋持久力は高めることができます。また，骨密度は，20〜30歳代でピークに達します。特に女性では，骨粗鬆症の予防のためにも，運動刺激による骨密度強化は重要になってきます。

　30歳以降，程度は違いますが，それぞれの生理機能は，急速に低下します。図6-3に示されるように，神経の伝達速度のような機能は，90歳になっても約10％しか低下しませんが，最大換気量などは60％以上の低下を示し，残された機能は40％以下になってしまいます。また，肺活量は80歳代になると約60％に低下します。呼吸循環器系を高めるエアロビック・エクササイズを中心とした，運動習慣がもてるような生活環境を工夫することも必要です。

　40〜50歳代は，生理機能や体力の低下を考えると，健康の保持・増進ということに重点をおく必要があります。加齢による

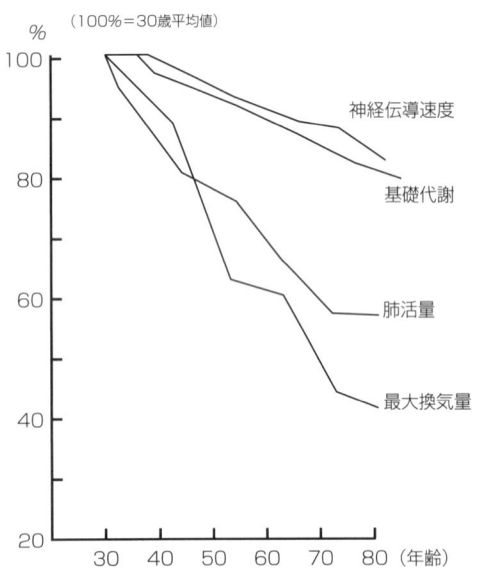

図6-3　生理機能の加齢変化（テイミラス，P.S.，1978）

図6-4　体力要素の加齢変化（池上，1988）

体力の変化を，図6-4に示しています。握力の減少はわずかですが，これは，日常腕がよく使われることに影響していると考えられます。しかし，握力に比べ脚筋力低下は急速で，20歳の平均値を100％とすると，60歳で50％まで低下します。このように，上肢と下肢の筋力を比較すると，下肢のほうが低下速度が速いといえます。過去の生活習慣等からくる体力や健康状態の個人差も大きくなっています。やり方によっては，逆に健康を損なうこともあります。メディカルチェックをして自分のからだのコンディションを確認してから始めましょう。安静状態では，何の異常も見られないのに，激しい運動により，心電図に異常が見られることも，加齢にともなって増加します。

60歳以降では，生活に必要な体力の保持や関節可動域の確保などを目的としたエアロビック・エクササイズが適しています。身体機能の老化も考慮し，転倒や危険性の高いものはさけるべきです。メディカルチェックはもちろんのこと，運動後の疲労回復力が加齢とともに低下するため，運動後には十分に休養をとることを心がけましょう。

3 更年期とフィットネス

よく聞くことばですが更年期とはなんでしょう。そういえばみなさんのお母さんもこの時期ではないでしょうか。更年期とは，「生殖期（性成熟期）と非生殖期（老年期）の間の移行期をいい，卵巣機能が衰退しはじめ消失する時期にあたる」と定義づけられています。一般的には閉経（平均50歳）を中心に前後5年（約45～55歳）の10年間をいいます。また更年期障害とは，からだの様々な機能低下や閉経にともなう内分泌環境の変化，さらに心理的・社会的な要因などからくる自律神経失調症を中心とした，様々な不定愁訴をいいます。

不定愁訴には様々な症状があり（表6-1），年齢によっても症状の訴えが異なります。また，訴えは1つだけはなく，複数の症状を訴えることが多いといわれます。

治療としては，ホルモン補充療法などの薬物療法や心理療法，自律訓練法などが行われます。また，運動・スポーツによる症状の軽減も期待でき，心理的因子にも有効で，QOL（quality of life）に及ぼす影響は大きいといえます。

更年期女性の運動による影響については，ウォーキングや自転車エルゴメーターの運動による不定愁訴の改善効果が報告されています。また，スポーツは身体的・精神的な不安の軽減や抑うつ状態などの軽減に有効であるという報告も多くあります。さらに，身体運動が閉経の

表6-1 更年期障害における不定愁訴の発症率 (秋山敏夫，1996を改変)

46～50歳	発症率（％）	51～55歳	発症率（％）
のぼせ	59.2	のぼせ	64.0
発汗	53.1	易疲労	61.5
易疲労	48.9	息切れ	52.0
関節痛	46.8	ゆううつ	50.0
冷え	45.8	見えにくい	50.0
頭痛	38.8	関節痛	48.0
見えにくい	27.1	頭痛	46.2
浮腫	26.7	発汗	45.8
ゆううつ	25.5	神経質	45.5
神経質	25.0	動悸	44.4
性交倦怠	23.8	冷え	44.0
便秘・下痢	23.4	性交倦怠	42.1
月経不順	22.9	肥満傾向	41.7
しびれ	22.7	夜間覚醒	37.0
息切れ	21.3	入眠困難	34.6
耳鳴り	20.0	めまい	29.2

＊発症率：症状の程度が中等度以上の例の占める割合

時期を遅らせたり，閉経後の症状を改善するなどの報告から，継続した身体運動は，更年期障害に対し，改善効果をもたらす可能性があるといえそうです。

　めんどうな月経が早く終わり，更年期を早く過ぎた方が身体的・精神的にも安定するのではと考える人もいるかと思いますが，閉経後は虚血性心疾患や骨粗鬆症など様々な疾病の発症率が急激に高くなります。ゆえに閉経を迎えるのはできるだけ遅いほうがよいのです。

　このように，運動・スポーツは，更年期を迎えた女性にとって，身体的・精神的に改善効果がありますが，この時期の女性は体力や生理機能が低下しています。また，合併症などをもっていることも多いので，障害や外傷をひきおこすこともあります。必ずメディカルチェックを行ってから始めることが大切です。更年期障害の場合，運動をすること自体おっくうな人も多いため，各個人に適した運動・スポーツを考慮する必要があります。運動の様式としては，エアロビック・エクササイズが望ましいでしょう。また更年期症状を訴えるお母さんに対しては，なによりも家族の理解と暖かい思いやりが必要と考えます。

引用・参考文献

池上晴夫　1988　適度な運動とは何か？　講談社
木村武彦・赤松達也・神山　洋・大倉史也・矢内原巧　1993　更年期障害の特徴的症状と背景要因　日更年医誌，**1**，105-113.
小林寛道　1996　C級コーチ教本　財団法人日本体育協会
小宮秀一　1999　立たない，歩かない，日本人の健康　不昧堂出版
越野立夫・武藤芳照・定本朋子　1996　女性のスポーツ医学　南江堂
日本臨床スポーツ医学会学術委員会編　1995　小児のスポーツと健康　診断と治療社
Mast, M., Kortzinger, I., Konig, E. & Miller, M. J.　1998　Gender differences in fat mass of 5-7-year old children. *International Journal of Obesity*, **22**, 878-894.
宮下充正　1980　子どものからだ　東京大学出版会
宮下充正監　1995　女性のライフステージからみた身体運動と健康　杏林書院
宮下充正・高石昌弘編著　1980　スポーツと年齢　大修館書店
杉山陽一・清水　保共著　1978　小婦人科書　金芳堂
Scammon, R. E.　1930　*The Measurement of man*. University of Minnesota Press.
テイミラス, P. S.（江上信雄・寺沢瑩監訳）　1985　テイミラス生理学―発育と老化のしくみ―　丸善
財団法人健康・体力づくり事業財団　1999　健康運動実践指導者用テキスト（改訂第2版）　南江堂

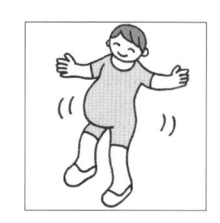

第7章
月経・妊娠とフィットネス

　近年の女性の運動・スポーツへの参加は目を見張るものがあります。ますます高まる健康志向，いっこうにおさまらないやせ願望などを背景に，女性の運動参加の増大という現状とともに，女性と運動に関わる健康や安全性への問題や悩みも増えてきています。この章では，特に女性と切り離せない月経時と妊娠時の運動をとりあげます。多くの女性がもつ不安や恐れを取り除き，生涯楽しく正しく運動と関わっていきたいものです。

1　月経中のフィットネス

　女性ホルモン周期（月経期，卵胞期，排卵期，黄体期）には，分泌されるホルモンの質や量が異なり，からだの調子に微妙な差が感じられます。一般的には，月経終了後から7日間が調子がよく，月経直前から月経中で調子が悪いといわれています。月経の周期とスポーツコンディションの調査によると，月経中の競技成績が低い傾向にあると報告されています。しかし，競泳選手においては，月経前がもっとも成績・体調が悪く，月経中の成績がよかったとの報告もあります。

　このように，月経中の競技成績は，ホルモン周期による生理面ではあまり問題ではなく，精神面でのマイナスの影響が大きいものとも考えられます。現時点では月経中に運動を行ってはいけないとする理由は見当たらず，個人の判断で実施するのが望ましいといえます。ただし，月経過多や月経困難，精神的に不安な状態では，運動を控えたほうがよいでしょう。

（1）　月経異常

　月経異常には様々な要因が影響しています。なかでも月経周期に関する異常（稀発月経や頻発月経）や月経血量の異常（過少月経や過多月経），痛みを伴う月経困難症などは，悩みや不安も多いものと思われます。症状が激しい場合には，迷わず専門医師に相談することを勧めます。ここでは運動に関わる月経異常についてとりあげます。

　スポーツの種目別に月経異常の発現率をみると，駅伝やクロスカントリーに出場した選手では，約60％の月経異常の発現がみられています。また，器械体操，新体操，長距離走などでも40％を超える月経異常が観察されています。このように，スポーツの競技特性によって月経異常の発現率に大きな相違があります。このような違いは，競技の特性に

おける体型の差，つまり体脂肪率にあると考えられます。体脂肪率が低い器械体操や新体操，長距離走では月経異常の発現率が高く，体脂肪率の高い水泳競技では，月経異常の出現率が比較的低いとの報告もあります。このように月経異常の出現率と体脂肪の減少には関係があり，体脂肪率が約22％以下になると月経周期異常の出現率が高くなると報告されています。体脂肪は女性ホルモンの原材料として重要であり，さらに，女性ホルモンの一部は脂肪組織で代謝されることからも，女性にとって体脂肪は重要なものであるといえます。

(2) 運動性無月経

みなさんのなかには激しいスポーツを行っている人で，無月経（3カ月間月経がみられない）を経験した人もいると思います。ハードなスポーツを日常的に行うと，それまで整順であった月経が停止し，無月経となることがあります。これを運動性無月経とよびます。この要因として，体脂肪の減少，ストレス，内分泌変化が考えられます。

運動性無月経に対する認識は，選手，指導者ともに低く，放置されているのが現状のようです。しかし，6カ月以上月経がみられない場合では，有意に排卵回復率が低いという報告もあり，長期間の卵巣機能の低下状態が続くと治りにくい無排卵症になることもあるといわれています。さらに長期間のエストロゲン低下で，骨からのカルシウム流出を促進し，若年性の骨粗鬆症，疲労骨折の発症も考えられます。運動を止めたら正常に戻るから大丈夫という安易な考えをもっている人もいるようですが，無月経の状態が続く場合は，運動の軽減や中止をすすめます。

2　妊娠中のフィットネス

妊娠期間中の運動不足の解消や肥満の予防，また腰痛や疲労の軽減のため，妊娠中の適度な運動が勧められています。また妊娠中は，身体的・精神的にも不安定な状態になりやすいものです。ですからこの時期の運動は，気分転換やストレスの発散という意味からも，重要な要素になります。

しかし，妊娠中の運動は，母体と胎児にとって安全でなければなりません。からだが重くなり運動不足になりがちな妊娠期間を健康に過ごすために，エアロビック・エクササイズで全身を使い，楽しく安全に行えるものが望ましいでしょう。実際には，水泳，エアロビックダンス，ウォーキング，体操などが行われています。例えば，妊婦水泳では，水による浮力で，重くなった子宮を支えていた腰への負担が軽減され，水の中では妊娠していることを忘れるほどの軽快さが感じられます。妊娠中は「からだがだるい，すじがつる，肩がこる，頭がのぼせる，イライラする，腰痛，静脈瘤がでる，食欲不振」などの不安定な自覚症状が出現します。一般的には妊娠経過が進むにつれ子宮の負担も大きくなる

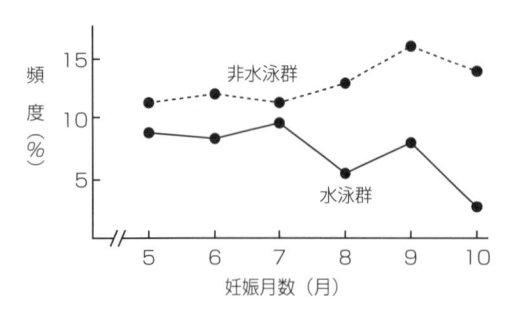

図7-1　妊娠経過に伴う自覚症状出現頻度の推移（室岡，1982）

ため，自覚症状の出現は頻繁になると考えられます。しかし，図7-1にみられるように，水泳群と非水泳群を比較すると，水泳群の方は自覚症状の出現が減少する傾向がみられます。また，分娩が楽に経過する人が多いという報告もあります。

　これらのことから，水泳は，水温や泳ぐ内容・時間などの条件が整えば，安全で，妊婦には理想的な運動といえるでしょう。さらに妊婦水泳に対する産後の感想として，「ストレスの解消になった」，「友人ができた」，「分娩時間が短かった」，「腰痛・肩こりが軽減した」などがあげられています。筆者の経験からも全く同じ感想をもち，分娩に対する不安が軽減されたことをつけ加えておきます。

引用・参考文献

越野立夫・武藤芳照・定本朋子　1996　女性のスポーツ医学　南江堂
宮下充正監修　1995　女性のライフステージからみた身体運動と健康　杏林書院
室岡　一　1982　妊婦のためのスポーツ医学　朝倉書店
田中宏暁・橋本美鈴　1992　女子長距離走者と月経　体育の科学，**42**，946-951.

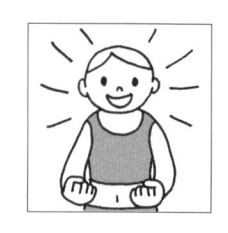

第8章
こころのよりよい状態とは

　こころが健康な状態とは，いったいどういう状態をさすのでしょうか。WHO（世界保健機構）では，「mental well-being（精神的によりよい状態）」と定義しています。さらに，「ただ単に病気や虚弱でないことが，健康であるという捉え方ではない」と述べています。

　この章でも同様の考え方を基にして，こころの健康について考えてみたいと思います。つまり，精神が病んでいなかったらこころは健康であるということではなく，現在あなたのこころの状態をよりよくする，あるいは，仮に少し傷ついているとするならば，どう回復していくかなどについて考えてみましょう。

　こころの問題は簡単に説明できることではありませんし，容易に言葉で表せるものでもありません。したがって，ここではこころの健康について，考える材料を提供するということになります。あなたのこころの状態がよりよい方へ向かうよう，いっしょに考えることにしましょう。

　ところで，こころとはいかなるものでしょう。コーヒーカップやケーキなどのように形を認識できるわけでもありませんし，大きさや重さを測ることもできません。しかし，「美味しそう」，「眠れるかな？」，「太るかな？　いや食べよう」などと，確かにこころは存在することは，誰もが実感していることです。

　このテキストは，こころ自体を直接的に探求するものではありませんので，哲学的にこころを論じることはしません。また，こころの座が「脳」であることは明らかになっていますが，生理学的に脳を説明し，こころを定義づけようとするものでもありません。

　ここにおいてこころとは，今あなたが思っている「こころ」でいいと思います。つまり，あなたが感じたり・思ったり・考えたりするものでいいでしょう。

　前章までは，あなたは，あなたのからだと話をすることを試みたと思います。この章では，あなたのこころと話をしてみて下さい。

　さてあなたが，あなたのこころがよい状態と思うのは，どんな時でしょうか。少し考えて，ノートに書いてみて下さい。それを，よい状態の基準としましょう。そこで，さらに一歩踏み込んで，よりよい状態について，あなたに問いかけてみることにしましょう。あなたの言動は，すべてあなたのこころから導かれるものです。したがって，よりよい状態はあなたの言動に現れてくると考えられます。

　そこでこの章では，こころの状態を自己評価する上で，次の三つの観点から考えることにしましょう。

1　物事に取り組む姿勢が意欲的でいきいきしているかどうか
2　自己の力を十分発揮できているかどうか
3　思いやりがあるかどうか

1　意欲的であること

　勉強や仕事あるいはスポーツなどを行う場合，意欲的に取り組むかそうでないかでは，結果がおのずと違ってくることは容易に想像できます。
　意欲的に取り組むというこころの状態は，動作や表情にも現れてきます。例えば，テニスで相手がサービス動作に入ったとき，あなたはラケットをだらりと下げて，突っ立っているでしょうか。全くテニスを知らない，行ったことがないという状況は別として，まずは足を開いて，ひざを少し曲げ，前傾姿勢をとるでしょう。さらに，ラケットヘッドを上げ，左右どちらにきても返球できるよう準備の態勢をとるでしょう。
　つまり，構えができるというわけです。この構えが，反応を準備している動作やからだのかたちであり，また意欲の現れのひとつとして表出されたこころの状態でもあるのです。「構え」とは，刺激－反応系における，選択的な準備状態のことをいいます。したがって，事態に対して適切な構えであれば，反応は効果的であり，能率的になるでしょう。先のテニスの例で言えば，意欲を表出すること（適切な構えをとること）により，反応を一定の方向に導き，必要以外の注意や思考を排除しようとするようになります。そのような心的姿勢が，返球の精度を増したり，変化に富んだボールへの対応に効力を発揮することになるわけです。
　また，意欲は表情，特に「真剣な眼差し」という形として現れることは，体験的に理解していることです。あなたが「真剣な眼差し」で臨めば，相手も「真剣な眼差し」にならざるをえないでしょう。あなたの「真剣な眼差し」から，相手にあなたの意欲や熱意が伝われば，あなたの意欲がさらに意味をもつことになるでしょう。
　このように，物事に取り組む姿勢が意欲的であるということは，自分が期待している結果が得られる可能性が高いといえるわけです。加えて，夢中になった，気持ちのよい時間がもてたなど，達成感や充実感が得られるということにもなります。

2　力を発揮できること

　さて，力を出すのは筋肉の能力なのですが，力を出させたり，加減したりするのは，こころの能力なのです。先に述べた意欲は，「こころの能力」の一つです。こころの能力は，意欲のほかに集中力やねばり強さなどいろいろあります。それらこころの能力を総合して力を発揮させているわけです（表8-1参照）。
　そこで，次は，あなたが力を発揮できるこころの状態をつくるには，どうするか，ど

表8-1　スポーツ場面において必要とされる心の能力

競技への意欲	闘争心・達成意欲・勝利志向性・積極性
心のコントロール	忍耐力・自己コントロール・リラックスできる能力・冷静さ・気持ちの切り替え
遂行に関する能力	自信・決断力・判断力・予測力・知的好奇心・集中力
集団に関する能力	協調性・リーダーシップ・メンバーシップ

う考えるかについて，スポーツの心理を材料にして話を進めていくことにしましょう。

力を発揮させる条件としては，注意の集中とリラックスができること，またプラス思考（考え・思い・意識の仕方が積極的で，それらをよい方向へ向ける）であること，そして情動（気持ち・不安や期待・緊張の具合など）のコントロールがうまくいっていることなどがあげられます。

こういったこころの状態を自ら作り上げることや，こころのコントロール及び調整のことをメンタルマネージメントといいます。メンタルマネージメントの基本的な要因として，自己分析・目標設定・自己コントロールが考えられます。それぞれについて，具体的に考えてみましょう。

(1) 自己分析

まず，「自分は何をやりたいのか」,「自分は何ができるのか」,「自分らしさとは何か」など，自分をよく知る必要があります。自分の力を最大限に発揮させていく出発点が，自己の分析ということになります。

何をやりたいかが見つかれば，それが目標となりますし，能力を見つめれば，具体的な練習やトレーニングの計画が立ちます。また，自分の長所が見つかれば，そこをさらに強化へと，短所は改善へと，という次の一歩が踏み出せるわけです。

特に，何をやりたいかについては，好きなことをやってみてください。いろいろ考えるより，答えは案外そこにあるのかもしれません。

あなたらしさを分析するひとつの方法として，性格検査の結果を参考にする，という方法があります（表8-2参照）。その場合，できればあなたをよく知る両親や友人，あるいは先生といった人たちと，結果を基にディスカッションをしてみて下さい。そのやりとりの中に，あなたらしさが見えてくると思います。

また，動機づけとの関係で原因帰属理論というものがあります。原因帰属とは，あなたの経験でたとえば，試合や試験などでその結果（成功・失敗）の原因をどのように認知するかということです。つまり，「運がよかったから勝てた」・「私は能力があるんだ」とか，「相手がいちまい上だった」・「練習，勉強が足りなかった」などと，結果の原因を自分がどう考えるか，どう思うかということです。

表8-2　パーソナリティーに関するテスト

Y－G性格検査	抑うつ性，回帰性傾向，劣等感，神経質，客観性，協調性，愛想の悪さ，一般的活動性，のんきさ，思考的外向，支配性，社会的外向の12の下位尺度で構成されている。
モーズレイ性格検査（MPI）	外向性，神経症傾向，虚偽の3尺度で構成されている。
カリフォルニア人格検査（CPI）	大きく4尺度群に分けられ，それぞれ小尺度の計18尺度から構成されている。 1. 心的安定，優越，自信の程度（支配性など6尺度） 2. 社会化，成熟度，責任感の程度（責任感など6尺度） 3. 成就能力と知的能力の程度（順応的な成就欲求など3尺度） 4. 知的な型，興味様式（共感性など3尺度）
他に，内田・クレペリン精神検査，P－Fスタディ（絵画欲求不満テスト），ロールシャッハテスト，文章完成テスト，MMPI，MAS不安検査，CMIなどがある。	

さて，あなたは成功や失敗の原因を，次の主な四つの要因のどれに帰属させますか？ ①「自分の能力」②「努力」③「課題の困難度」④「運」さあいかがでしょう。

たとえば，成功や失敗を自分の能力に帰属させる人は，それが自信となったり，劣等感になったりと感情や考え方にも影響してきます。したが

って，原因帰属も自己分析の材料のひとつにもなりえますよね。
　原因帰属に興味をもったら，この章の引用・参考文献，「新版　運動心理学入門」（大修館）を手にしてみてください。解りやすく解説されています。
　自己分析とは，自己実現へ向けた目標探しといえましょう。

(2)　目標設定

　目標が見つかれば，あなたはどうしますか。きっと，目標を達成しようという気持ちが起こってくるでしょう。そして，達成に向けて努力を始めることと思います。
　そこが重要なポイントなのです。つまり，目標を設定すれば，達成しようとする意欲（内発的動機づけ）が生まれ，努力という行動を促します。さらに，目標を達成すれば，自信が芽ばえ，次の新しい目標へと意欲や努力が継続されることになります。また，あなたの目標を達成しようとする意欲や努力している姿は，周りの人たちからの評価も得られることになります。
　このように，目標をもつということは，意欲というこころの能力を高める上で大変有効なことですし，そこで得られたよい結果や達成感および他者の評価は，自信というこころの能力の定着にもつながります。
　さて，目標を設定する上では，次のことに注意をする必要があります。
　　①　容易に達成できるようなレベルでなく，少し挑戦的な目標の設定
　　②　ただ，勝つというような漠然としたものでなく，具体的な目標の設定
　　③　長期的なものだけではなく，そこへ向かう漸進的な短期の目標の設定
　　④　チーム目標がある場合も，個人の目標を重視した目標の設定
このような，留意すべき点を念頭において，目標を設定してみて下さい。
　目標設定とは，自己実現へ向けての道しるべと言えましょう。

(3)　自己コントロール

　自分をコントロールするということは，「いろいろな場面や状況において，自分をうまく適応させること」といってもいいでしょう。
　あなたは，「あがってしまった」経験がありませんか。自分のもっている力が出せない，ということは非常に残念なことです。それが，大切な場面であればあるほど「あがり」やすい状態となるから，全く始末の悪い現象です。緊張し過ぎて日頃の力が十分発揮できず，場にうまく適応できていない状態を「あがり」といいます。
　「あがり」という現象を引き起こす原因は，大きく二つに分けられます。一つは，環境要因（外的条件）で，もう一つは性格要因（内的条件）です。環境要因としては，雰囲気，観客，競争相手，周囲の期待など場の圧力が考えられます。一方の性格要因については，神経質，不安傾向が高い，自信がない，必要以上に自分を良くみせようとする，恥ずかしがりやなどの性格上の特徴が考えられます。
　私たちは，意欲や集中力といったこころの能力をもっていますが，同時に緊張・不安・恐怖心などのような，こころの能力の発揮を半減させる，あるいは阻害するこころを併せもっていることも承知しておかなければなりません。

では，次にどうやってあがりを防止するか，という話になってきます。まずは，場数を踏む，経験を積むといった，慣れるということが防止策になります。

しかし，誰もが最初から場慣れしているわけではありません。したがって，外的条件に左右されず集中できるこころの状態にするという，日頃からのこころの準備やこころのトレーニングが必要となってきます。

さて，力が発揮できないケースは，あがりの状態の場合だけとは限りません。何となく気が乗らない，集中できない，悪い方ばかりへと考えがめぐるなど，こころの調子が悪い時もあると思います。そのようなこころのスランプを未然に防ぐ，スランプの期間を短くすることなどは，やはりこころのトレーニングから培えるものなのです。

力を出すのは筋肉の能力で，その力を出させたり加減したりするのはこころの能力です，と前に述べました。筋肉の能力は，トレーニングを繰り返し行うことによって獲得されていきます。こころの能力もトレーニングを繰り返すことによって，その力が増していきます。

つい最近までは，意図的にこころの能力に焦点をあてたトレーニングはなされてきませんでした。技術の練習や筋力のトレーニングを行うなかで，結果的にこころの能力のトレーニングがなされてきた，あるいは含まれていたということでした。

例えば，野球の守備練習におけるノックなどがよい例です。最初の内はボールをさばく技術の練習になっていますが，回を重ねるごとにそれは，苦しさに耐えるこころ・「負けるものか」という闘争心・集中力・持久力などのこころの能力のトレーニングになっています。練習やトレーニングを行うなかで，意図的にであっても無意図的にであっても，同時に行われているこころの能力のトレーニングは，確かに重要な意味をもちます。しかし，こころの能力のトレーニングを別に行うことによって，さらによい効果を導きだせることがわかってきました。

あなたが事に臨む場合に力を十分に発揮するためには，練習やトレーニングの他に，日頃からこころの能力を磨いておく必要があるということになります。こころの能力を磨くために行うトレーニングをメンタルトレーニングといい，日頃からメンタルトレーニングを行うことを心理的準備といいます。

メンタルトレーニングは，一つはこころの能力そのものの訓練，もう一つはこころを使った訓練に分けられます。こころの能力そのものの訓練については，基本的で重要なリラックスと集中力のトレーニングについて話をします。こころを使った訓練は，イメージトレーニングやイメージリハーサルとよばれているもので，いわゆるからだを動かさず頭の中だけで想像して行う練習法のことです。

1) リラックスのトレーニング

あなたは筋肉を緩めることができますか。さあやってみて下さい。部分的にはできそうですが，全身となると意外に難しいものだということに気づくでしょう。

それでは今度は，こころをリラックスさせてみて下さい。「えっ」，「どうするの」などという声が聞こえてきそうです。では，聞き方を変えてみます。不安をなくし，ゆったりとした気持ちで，楽しい気分になってみて下さい。今度はできそうですか。

しかし，時と場合によってはこれも難しいものでしょう。意識的に自分をリラックスさせるということは，自分なりの方法を身につけておかないと難しいものです。

こころが緊張するとからだも緊張してしまいます。そして，次に取り上げる集中ということにも，リラックスや緊張は影響を及ぼします。そこで，ここではからだとこころのリラックスの仕方を，簡単に説明しますので実践してみて下さい。

①**深呼吸**　息をゆっくり吸う（4秒間），止める（4秒間），長く吐きながら全身の力を抜く（8秒間），を繰り返し行う。リズムができてきたら，次のような意識をもってやってみましょう。吸うときには，いいものもいっしょに取りこむ。止めているときに，わるいものと交換する。吐くときには，わるいものだけを吐き出す。たとえば，「リラックスが入ってきたぞ」，「不安と交換だ」，「不安が出ていったぞ」などとこころの中で唱えながら繰り返してみましょう。

②**筋肉の緊張とリラックス**　左足・右足・尻・腹・背中・腕・肩・顔・全身，の順番に力を入れ（10秒程度），全部力を抜く，を繰り返し練習します。力を入れるときは，思いきり力を入れ，抜くときには，力を入れたときに吸いこんだ空気をゆっくり吐き出し，脱力しましょう。

③**自律訓練**　手足を温かくし，額を涼しくする。自分の意志で「頭寒足熱」の状態をつくりだします。まず「手足が温かい」とつぶやき，温かくなるよう熱心に思いましょう。本当に温かく感じることができるはずです。次に額の緊張を解き，同じように「額が涼しい」と言葉で言ってみましょう。涼しく感じることができるはずです。

①②③を組み合わせながら，あなたに合ったリラックスの方法をつくっていってください。こころのリラックスは，結果も大事ですが，結果にとらわれすぎると緊張してしまいます。したがって，「思いきりする」，「楽しくやろう」，「自分の力を全部出そう」などと，常に考えるようにしておくことが大切です。

また，リラックスは余裕のある状態といってもいいでしょう。人の言っていることにじっくりと耳を傾けられるということは，自分に余裕があるということの証しとなります。聞く耳をもつということは，自分を高めるために大事なことでありますし，こころがリラックスしている状態でもあります。

2）集中力のトレーニング

集中しているとは，どのような状態をいうのでしょうか。「無我夢中」，「一心不乱」などという言葉がその状態をよく表しています。

また，集中している時は「集中している」などという意識はないと思います。「集中していた」と後で気づく，それが集中している状態なのです。集中とは「意欲の強さ」と「注意を対象物（人やボール）や課題（プレイ）に集めること」そして「それを持続すること」です。

集中力のトレーニングにおいては，きっかけになる言葉や動作をつくる・集中を乱すものへの対策・注意の切り替えが重要な鍵となります。

①**注意を向ける**　身近なボールなどの用具に注意を集める。しっかりと観察し，その時間を15秒，30秒，60秒とのばし反復する。

表8-3 メンタルトレーニング関係の書物

明日から使えるメンタルトレーニング	高妻容一	ベースボールマガジン社
勝利への実践メンタルトレーニング	江川 成	チクマ秀版社
インナーゲーム	ティモシー・ガルウェイ(後藤新弥訳)	日刊スポーツ出版社
ゴルフ上達へのメンタルレッスン	西田 保	PHP研究所
自己コントロール	成瀬悟策	講談社現代新書
スポーツ・サイキング	T.タッコ＆U.トッシー(松田岩男・池田並子訳)	講談社
スポーツ・メンタルトレーニング	R.M.スイン(園田順一訳)	岩崎学術出版社
ピーク・パフォーマンス	C.A.ガーフィールド＆H.Z.ベネット(荒井貞光他訳)	ベースボール・マガジン社
スポーツメンタル 43の強化法	高畑好秀	池田書店
勝ちにいくスポーツ心理学	高畑好秀	山海堂
ベストプレイへのメンタルトレーニング	徳永幹雄	大修館書店

＊他にもたくさんの関係の書物があります。

②**視線の固定** 比較的遠方の対象に視線を集める。

③**切り替え** たとえば，読書をしながら音楽を聴くというように同時に二つのことを行い，意識的に「読書だけ」，「音楽だけ」と交互に一定の時間を集中する。

④**パターン化** 練習やトレーニングを行う前に，必ず集中するためのきっかけとなる言葉を言ったり，動作を行ったりする。集中するための自分のかたちをつくる。

集中力を増すトレーニングをあなたも始めて下さい。もっと詳しく知りたい，あるいはもっと自分に合った方法をみつけたい人は，関係の書物がたくさん出版されていますので手にしてみて下さい。表8-3に，こころの能力やこころのトレーニングを取り扱った書物をあげています。興味がもてそうな本をみつけて，ぜひ読んでみて下さい。

さて，よい結果を導くために集中力のトレーニングを行うわけですが，その集中を妨害する要因が多々あります。

外的要因として，気温・光線・風・雨・騒音や観衆・応援・やじ・相手の動きなどが考えられます。また，自分のこころの中には，不安や劣等感など，内的妨害要因があります。これらの妨害要因に対する耐性が，集中できるか否かを左右します。

耐性を強化するには，妨害要因のある環境の中での練習を数多く取り入れることです。また，苦しさをバネにするというような考え方をもつことです。

(4) イメージトレーニング

ここでのイメージトレーニングとは，運動の場面をこころの中で想像して行う練習のことです。つまり，運動を行っている自分が，いいプレイをしているイメージをつくる，さらにそのイメージを鮮明にする練習といえるでしょう。

イメージトレーニングは，身体的な疲労がほとんどありませんし，リラックスできる場所であればどこででもできるという利点があります。また，こころの中だけで行うものですから，理想的な動きでの練習が可能となります。さらに，何もないことに対してイメージを描くことはできませんので，自分の動きや運動の感覚および運動の場などを詳しく観察したり，分析したりする必要がでてきます。それが，意欲や動機づけにつながるわけです。

また，イメージが鮮明に描けるということは上達を意味しています。その上達した姿，あるいは到達点を先にイメージでつくってしまおうというのがこのトレーニングの目的な

のです。そして、そのイメージどおりになるようにするために、身体的練習を行うわけです。したがって、身体的練習とともにイメージトレーニングを行えば大きな効果が得られることになります。

さて、具体的なやり方ですが、リラックスできていないとイメージは描けません。まずは、リラックスの方法を身につけておく必要があります。また、最初から鮮明なイメージを描くことはできません。反復練習が必要ですし、少し時間もかかると思います。では、次の順序で1日に1～2回行ってみて下さい。

【練習の方法】
① 静かな場所でリラックスできる状態をつくる。
② 目を閉じて最初はイメージする時間を1分間程度から始め、休息をいれながら繰り返し10分くらい行う。
③ イメージする時間を2～3分にのばし20分くらい行う。

【基礎的な練習】
① 色をイメージしてみる。
② 繁華街や田園風景などをイメージしてみる。
③ 身近なもの（時計、ボール、靴など）をイメージしてみる。
④ 身近で少し大きく複雑なもの（自分の部屋や家、学校など）をイメージしてみる。
⑤ 何かやっている自分の姿をイメージしてみる。

【イメージトレーニング】
基礎的な練習を重ねて、イメージが鮮明に描けるようになったら最終的には、自分の最高のプレイをイメージするようにしてください。その時の表情や感情、身体の細部にわたる感覚のイメージができたら、それを繰り返し行ってください。

以上、こころのトレーニングについて述べてきましたが、これらは一つのやり方です。主体はあなたですので、いずれもあなたに合った方法を見つけて行ってください。

自己コントロールとは、自己実現への階段を一歩一歩昇ることといえましょう。

3　思いやり

こころのよりよい状態について、ここまではあなた自身のこころと対話してきました。さて、ここからは少し視野を広げてみましょう。

「あなたは石の気持ちになれますか？」決して冗談で言っているのではありません。真剣に問いかけているのです。

しかし、「石には気持ちなんてないから、推測もできないし、石の気持ちになどなれない」、「何を言っているのかわからない」と反論がかえってきそうですね。そこで、もっとわかりやすい対象で問いなおしてみましょう。「あなたは、花や木や草、犬や猫やハムス

ターの気持ちになれますか？」では「人間の気持ちには？」いかがでしょうか。

　私たちは，日常これらの動植物や物そして人にとり囲まれて，あるいは支えられて生きています。こころが沈んでいるとき，一輪の花の美しさに，慰められたことがありませんか？　これまでに出会ったたくさんの人の優しさに触れて，こころが和んだことがありませんか？　あなたは，生きていく上でこのような「思いやり」は不必要だと思いますか？

　例えば，身近なアパートでの生活を想像してみましょう。夜遅くまで隣人が仲間と部屋で騒いでいます。あなたは，明日までに提出する予定のレポートの作成に，一人苦しみながら取り組んでいます。「静かにしてほしいな」「他人のことを思いやってほしいな」と思うでしょう。翌朝，この隣人同士はどんなこころの状態だったのでしょうか。お互いに挨拶を交わせたでしょうか。

　私たちは，社会の中で生きています。人と協調して生きていかなければ，思わぬこころのトラブルを抱え込むことになるかもしれません。自分は遊んでいるけれど，隣では勉強しているかもしれない，だから騒がないようにしようという思いやりのこころが，快い生活と人間関係を作ることになり，それはあなたにとってもプラスになるはずです。まさに「情けは人のためならず」という諺どおりですね。

　自分自身をいとおしむこころが，同じようにかけがえのない周りのすべてのものへの思いやりとなって現れてくるのだと思います。

　そこで，もう一度尋ねてみます。「あなたは石の気持ちになれますか？」

　ここで言う「石」は一つのたとえです。こころがないはずの「物」に対しても，そこに「こころ」を想像してみることは，私たちが「こころ」をもっているからできることではないでしょうか。石や花や地球にも「こころ」をイメージしてみれば，思いやりは限りなく広げることができそうですね。

　私たちのこころが本当に健康でよりよい状態であるならば，そのときには，きっと「思いやり」がそこにあり，また実践されているのではないでしょうか。

　あなたはどんなときに「こころ」を意識しますか。

　勝てると思っていた試合でなぜか負けてしまい，悔しさをかみしめるときでしょうか。テスト用紙を目の前にして，頭の中が一瞬空白になって焦っているときでしょうか。それとも，かわいがっていた愛犬が死んでしまって，悲しみにこころが強く痛んだときでしょうか。

　わたしたちは，こころが健康なときには「こころ」の存在を忘れ，健康なこころの大切さを忘れてしまいがちです。

　もし，あのときのこころのトラブルがなかったら……，そんな後悔が一つでも少なくなるために，あなたのこころの健康観を構築するために，また，あなたの自己実現へ向けての歩みのために，この本が参考になればと思っています。

引用・参考文献

平井富雄　1983　脳と心　中公新書
伊藤隆二・松原達哉　1989　心理テスト法入門　日本文化科学社
河合隼雄　1990　こころの天気図　三笠書房
健康科学研究会編　1999　健康科学　道和書院
木村龍雄他　1994　健康と現代生活　朝倉書店
高妻容一　1995　明日からつかえる・メンタルトレーニング　ベースボール・マガジン社
松田岩男・杉原　隆他　1997　新版・運動心理学入門　大修館書店
松田岩男他　1979　運動心理学入門　大修館書店
西川泰夫　1997　「認識」のかたち―自分を知るための心理学―　誠信書房
岡堂哲雄他　1997　健康心理学　誠信書房
末利　博他　1999　スポーツの心理学　福村出版
徳永幹雄他　1985　現代スポーツの社会心理　遊戯社
徳永幹雄　1997　スポーツ選手のメンタルトレーニングカード（MTCA. 2）　Toyo Physical
徳永幹雄　2001　スポーツ選手に対する心理的競技能力の評価尺度の開発とシステム化　体育学研究, **46**(1), 1-14.
山下冨美代　1988　集中力　講談社現代新書

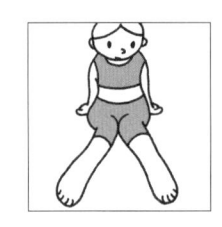

第9章
ストレスについて

1 ストレスとは何だろう

「最近いやなことが多くて悩んでしまってよく眠れない」,「バイトがきつくて起きることができないし,肩こりもひどい」。このような話を身近で聞いたことはないですか。必ずどこかで聞いたことがあるのではないでしょうか。このように私たちは,「いやなこと」や「仕事のきつさ」などといった外部からの精神的もしくは物理的な刺激が加わり,それに対して心身が何らかの防衛的な反応をします。ハンス・セリエはこのような刺激をストレッサー,生体側の反応をストレスとよびました。「ストレス」とは英語で歪みや圧迫,緊張という意味です。医学的には「外部から加えられた刺激に応じる一定の反応の状態」を意味します。

ここであなたに質問します。「今ストレスを感じていますか？」。いかがでしょうか。感じ方にもいろいろあるでしょう。

現実にはどれくらいの人がストレスを感じて生活しているのでしょうか。厚生労働省（2000）の報告によると,ストレスが「多少ある」とする人が42.4％,「大いにある」とする人が11.8％と,半数以上の人がストレスを感じています（図9-1）。性別を見てみると男性は30代が,女性は20～40代でストレスを感じる割合が多く,特に女性の15～24歳で「大いにある」と答えた人が17.2％でした（表9-1）。

私たちは,様々な環境の中で生活しています。それゆえに様々なストレスを感じて生きているのです。つまり,生きること自体がストレスになっているといえるでしょう。個々の不満,悩み,苦労など,ほとんどの事柄（刺激）がストレスとなり得るのです。

人間は,「おぎゃー」と大きな産声を上げる以前にも,母親の胎内で約1年間刺激を受けて成長し

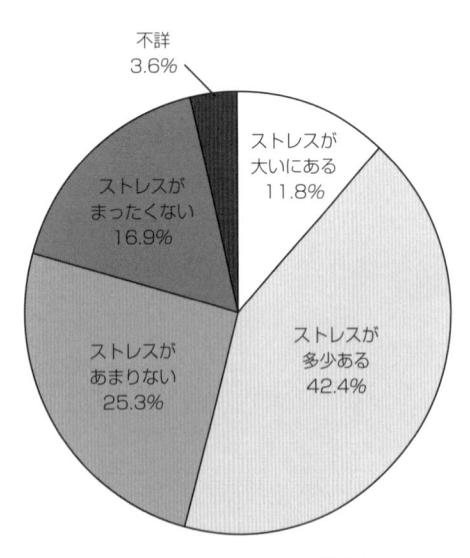

図9-1　ストレスの程度別構成割合
（厚生労働省,2000）

表9-1　性・年齢階級別にみたストレスの程度 (平成12年)

	ストレスが大いにある	ストレスが多少ある	ストレスがあまりない	ストレスがまったくない	不詳
男　性	10.8	39.7	26.4	19.6	3.5
12～14歳	7.1	28.1	25.2	36.2	3.4
15～24歳	11.4	38.5	25.1	22.7	2.4
25～34歳	13.4	45.3	24.0	15.5	1.8
35～44歳	13.4	44.4	26.1	14.0	2.1
45～54歳	12.3	45.5	24.5	15.7	2.1
55～64歳	9.0	39.0	27.6	21.3	3.2
65～74歳	6.4	30.7	31.7	24.9	6.3
75～84歳	8.3	27.7	28.1	23.7	12.3
85歳以上	9.8	21.3	29.9	24.1	14.9
20歳未満	8.9	34.5	25.7	28.3	2.5
65歳以上	7.1	29.4	30.7	24.5	8.3
女　性	12.8	44.9	24.4	14.3	3.6
12～14歳	8.2	34.6	26.6	27.9	2.7
15～24歳	17.2	47.3	20.3	13.4	1.6
25～34歳	14.6	52.1	22.1	9.7	1.6
35～44歳	16.6	51.8	21.2	9.1	1.3
45～54歳	13.7	50.5	23.4	10.5	2.0
55～64歳	10.4	42.8	28.1	15.0	3.7
65～74歳	7.7	34.4	28.8	21.3	7.8
75～84歳	8.3	30.5	28.0	22.7	10.4
85歳以上	11.3	27.3	24.5	25.1	11.9
20歳未満	12.9	41.5	23.6	19.9	2.2
65歳以上	8.2	32.6	28.2	22.1	9.0
全　体	11.8	42.4	25.3	16.9	3.6

ています。例えば，妊娠による悩み，家事の負担といった母親自身へのストレッサーにより，その反応が胎児に伝わり胎児のストレスとなります。また，気をつけていても時には転倒したり，腹部に衝撃を受けたりするでしょう。これも胎児が感じるストレスとなるのです。これらのストレッサーは，胎児に何らかの影響を与えてしまいます。

　以上のような様々な事柄がストレッサーとなり，個々の心身に悪い影響を与えるのです。このように心身に悪い影響を与えるストレッサーを負のストレッサー（ストレスそのものをディストレス distress）といいます。さて，ここで一つ大きな疑問が生じます。負のストレッサーがあるのなら，正のストレッサーがあるのではないかという疑問です。正のストレッサー，これは例えば好きな音楽を聴いたり，好きな人と手をつないだり，子どもが泣きやまない時にお母さんが「とんとん」と優しく背中をたたいてあげる時（この場合は子どもにとって母親の存在自体が良い刺激になっています），その人にとってこれらは良い刺激となり心身に良い影響を与えます。このように，心身に良い影響を与えるストレッサーを正のストレッサー（ストレスそのものをユウストレス eustress）といいます。

　また，近年ストレスによる健康被害として，心身症，うつ病，不安神経症，アルコール依存症などが問題となっています。

　本当にストレスは私たちにとって問題視すべき事柄なのでしょうか。セリエは「ストレスは人生のスパイスである」と言っています。スパイスの利きすぎたカレーは，美味しくありません。逆にスパイスの利いていないカレーは味がありません。適度にスパイスが利いたカレー，これが美味しいのです。また，適度なストレスは仕事や勉強をはかどらせる

ことに役立っています。例えば，先生の言葉や態度に対して心身が何らかの反応をします。この度合いが大きければ，それがプレッシャーとなり目的を達成することを阻害します。逆に度合いが小さければ，やる気が起きません。個々の学生にとって適当な言葉や態度がやる気を引き出すのです。このように，ストレスは私たちの生活にある程度必要なものなのです。

2　ストレスと仲良くなろう

　では，ゆったりとした気持ちで目をつぶり，今から言う状況をイメージしてください。今，あなたは幼稚園の庭にいます。そこには滑り台があります。それはとても大きな滑り台です。そして先生が「その滑り台を滑ったら，ご飯にしましょう」と言っています。滑らないとご飯が食べられないのです。みんな滑り台は滑ったのですが，一郎ちゃんは「すごくおもしろかった。もう一度したい」と言い，花子ちゃんは「怖かったけど，できたらもう一度したい」，太郎ちゃんは「とても怖かった。もう二度としたくない」と言っていました。さあ，あなたはどれにあてはまりますか。同じ刺激を受け，身体の反応は3人とも血圧の上昇や心拍数の増加などの同様の変化（個々により度合いは違う）が現れているのですが，受ける人によって感じ方は様々なのです。これは，「これは怖いことをする」ということに対しての心の反応の違いなのです。一郎ちゃんのケースはストレスを楽しみ自分の喜びに変えるタイプ，花子ちゃんのケースはストレスを乗り越え昇華するタイプ，太郎ちゃんのケースはストレスから逃避するタイプです。このように，何らかのストレッサーに対しての対処行動をストレスコーピングといいます。これには三つの方法があります。

　① ストレスを他のストレッサーにより解消する方法
　② ストレッサー，ストレスをコントロールする方法
　③ ストレッサーから回避する方法

　以下，それぞれについて詳しく述べます。

（1）　ストレスを他のストレッサーにより解消する

　この方法は手軽にできます。おそらく皆さんがよくやっていることだと思います。例えば，「趣味を行う」「スポーツをする」「会話をする」「食べる」「寝る」「買い物をする」などといったものです。そうすることにより気分転換が図られてストレスの軽減につながるのです。しかしこの場合，ストレスは一時的には解消できても根本的に解消できているわけではありません（表9-2，図9-2）。

（2）　ストレッサー，ストレスをコントロールする

　人はこころでコントロールされています。昔から「病は気から」などと言われているように，こころの反応を変化させる必要があります。つまり，「気」のもちようなのです。このように自分のこころをうまくコントロールできるようになればしめたものです。例えば，子どもが転んで膝を打ち，痛がっている時に「痛いの，痛いの飛んでいけ」などと言

表9-2　性・年齢階級別にみたストレスへの対処法（複数回答）（平成12年）

	ストレスの内容の解決に積極的に取り組む	人に話して発散する	趣味・スポーツにうちこむ	買い物をする	テレビを見たりラジオをきいたりする	のんびりする	タバコをすう	アルコール飲料（酒）をのむ	ねてしまう
男　性	14.1	23.8	34.6	5.8	30.1	33.4	22.8	28.6	23.3
12～14歳	6.0	23.4	48.6	4.5	38.6	36.4	0.5	0.4	27.7
15～24歳	11.4	35.8	44.2	8.9	32.2	35.4	18.9	13.0	33.4
25～34歳	15.5	29.8	39.9	9.4	24.6	34.5	32.0	30.2	29.1
35～44歳	17.1	25.5	35.1	6.2	25.3	36.5	28.5	38.9	27.1
45～54歳	16.4	21.7	35.5	3.7	26.8	35.3	27.2	39.6	20.5
55～64歳	14.2	19.2	31.2	3.7	30.5	32.1	20.8	33.4	17.3
65～74歳	12.6	14.2	24.9	4.5	37.5	29.5	16.2	23.4	14.3
75～84歳	10.1	15.0	16.7	4.4	40.9	22.3	12.4	18.0	15.7
85歳以上	6.9	18.4	10.9	3.4	39.1	23.0	11.5	10.3	20.7
20歳未満	8.5	30.1	46.7	7.0	38.1	37.3	5.9	2.5	32.3
65歳以上	11.6	14.7	22.0	4.4	38.4	27.3	14.9	21.3	15.0
女　性	14.0	53.4	23.8	26.2	31.8	31.8	7.2	8.7	22.4
12～14歳	11.9	49.6	34.8	17.0	41.4	41.0	0.2	0.2	33.6
15～24歳	13.7	63.8	26.6	32.5	32.5	38.7	9.3	9.3	39.8
25～34歳	17.0	68.0	22.3	36.0	24.2	36.9	12.9	14.0	27.9
35～44歳	17.9	64.3	24.3	30.8	24.5	32.4	10.7	14.7	27.0
45～54歳	17.6	57.1	25.6	27.1	27.7	32.1	7.0	10.9	19.2
55～64歳	13.2	46.0	26.3	23.6	34.1	28.6	4.1	5.2	12.4
65～74歳	9.0	36.1	23.2	19.4	41.4	26.0	3.5	2.7	11.8
75～84歳	5.7	29.2	13.0	10.7	43.8	23.0	3.1	2.3	16.3
85歳以上	6.0	26.3	4.1	4.4	38.2	19.1	1.3	0.9	20.4
20歳未満	12.3	57.2	31.0	21.4	38.1	39.2	2.5	2.2	39.6
65歳以上	7.7	33.1	18.3	15.3	41.9	24.5	3.2	2.4	13.9
全　体	14.0	39.2	28.9	16.4	31.0	32.5	14.6	18.2	22.8

って痛いところをなでると不思議と痛くなくなります。これは，「痛い」というこころの反応（ストレス）が，「母親がなでる」というストレッサーにより「痛くない」という気持ちに変化したのです。これはタッチセラピーとよばれ，最近医療の現場で活用されています。また，赤ちゃんを母親の胸の上（素肌）でだっこをする事により，発育を促し病気の発症率を下げる効果があることが判ってきました。これはカンガルーケアと呼ばれています。ただしすべてのストレスが変化できるのではありません。また，すべてのストレッサーを無くすこともできません。しかしある程度は，やり方もしくは経験により，少なくすることができます。あなたの気持ち次第では負のストレッサーを正のストレッサーに変えることも可能なのです。例えば，あなたが友だちから手を握られました。相手に対しては特別な好意はなく，手を握られることに関しては少し嫌な気持ちをもっています。しかし，徐々にその相手に対しての愛情が芽ばえ，大好きになりました。手を握られることに関しては，とてもいい気持ちでうれしいと感じています。これは，「手を握る」というストレッサーの形態は同じなのですが，「嫌な気持ち」というストレスが「いい気持ち」というストレスに変化するとともに，「手を握る」というストレッサーが負から正へと変化したのです。正のストレッサーは増やした方がよいのですが，負のストレッサーはできるだけなくした方がいいのです。

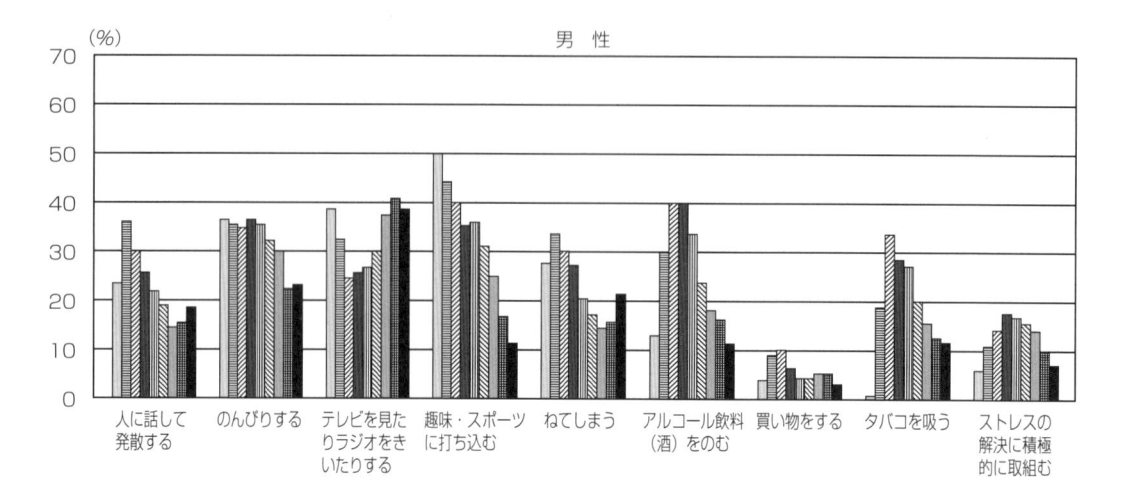

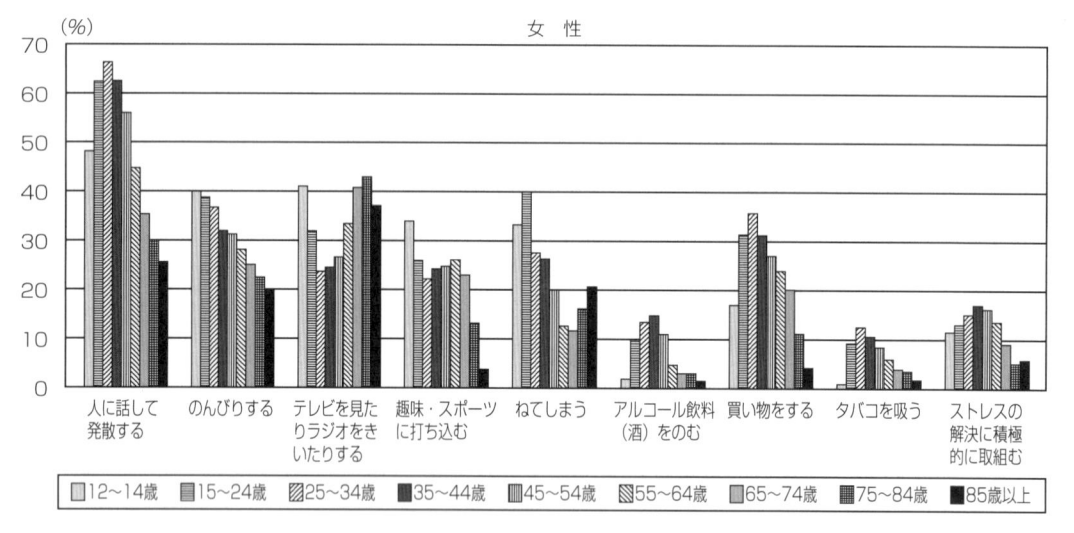

図9-2 性・年齢階級別にみたストレスへの対処法別割合（複数回答）

（3）ストレッサーから回避する

　この方法を取る人も少なくないでしょう。例えば，試験日が近づいています。近づけば近づくほど勉強をしなくなり，さらに試験も受けない。片づけなければいけない問題が目の前にあるのが嫌でたまらないため，それに立ち向かうことを止めてしまうのです。つまり，現実逃避することでストレスを感じないようにするのです。これは，先頃問題となっている「引きこもり」などの問題行動に通じるものがあります。このようなコーピングは最終的な問題解決には至りません。それどころかその結果，ストレスに対する心身の耐性が低下したり，社会的な適応力が低下し，ひいては心の病に陥ったりすることもあるでしょう。ときには，ストレッサーと真正面から立ち向かい，こころをトレーニングする必要があります。

3 ストレスと行動パターン

　現代社会は，競争の社会と言われています。これは，企業社会だけではなく学校においても同様です。それは，両者共に人間の集団であり，それなりの結果を求められる社会であるからです。それ故に常に他者と比較され，その競争を勝ち抜いていかなければなりません。このような社会で生きている私たちにも何らかの歪みが生じてもおかしくありません。最近注目されている「タイプA」と言われる行動パターンを持っている人たちが問題とされています。ローゼンマンとフリードマンがこう呼んだのですが，これらの人たちは「まじめ」「物事にこだわる」「競争心が強い」「融通が利かない」といった行動パターンを持っています。これに対して，逆の行動パターンを持っている人たちを「タイプB」と呼びます。このタイプは，「余裕」「非競争的」「冷静」といった特徴があります（表9-3）。

　「タイプA」の人は，心臓病や脳血管障害などの循環器疾患になりやすいという研究結果が出ています。また，ストレスの多い職場ほど心臓病にかかりやすいそうです。

　近年では「ポジティブな感情を抑える」「極端に素直」「忍耐強い」「不満を言わない」「愛想がよい」などの行動パターンを持っている人たちを「タイプC」として分類し，新たに研究が始まっています。

表9-3　タイプA行動パターンとタイプB行動パターン（Rosenman & Friedman, 1974）

特性＼タイプ	タイプA行動パターン	タイプB行動パターン
仕事の進め方	自分の決めた目標に向かって猪突猛進する	マイペースでじっくり考えながら目標に向かう
仕事のこなし方	中途半端で放らず，てきぱきとすばやく処理する	できるだけ時間にゆとりをもって着実にこなす
競争心	旺盛，仕事，遊びを問わず人に負けることが嫌い	人を蹴落としてでも，という発想はない。平和主義
周囲からの評価	気にする。人から認められたいという気持が強い	無理してまでも長所を認めてもらおうとはしない
周囲への気配り	失礼はないか，不快を与えていないかなど神経質に注意する	気疲れするより，自分もいっしょになって周囲を和ませる
関心の対象	幅広い。仕事の全プロセスに精通したがる	一度にいろんなことに手を出すより，一事をきわめる
時間	いつも時間を気にし，時間に追いかけられている	場合によっては時間にとらわれず，のんびり過すこともできる

　もっと簡単に物事を考えてみませんか。そうすることにより，また違った世界があなたの前に広がってくることと思います。ストレスから逃れることは決してできません。そう，多分すべて「気」の持ちよう！　こう考えてください。

　ストレスの解消方法は個々によって様々です。自分に1番合ったやり方を早く発見して，それを身につけてください。「早く」などと述べると，これがストレスにつながるかもしれませんね。では言い換えます。自分のペースで発見して身につけてください。

　では，ここでもう1度質問します。「今ストレスを感じていますか？」。それでは，十分ストレスを楽しんで下さい。

引用・参考文献

厚生労働省　2000　保健福祉動向調査　平成12年度
九州大学健康科学センター編　1993　健康と運動の科学　大修館書店
Rosenman, R. H. & Friedman, M.　1974　Neurogenic factors in pathogenesis of coronary heart disease. *Medical Clinics of North America*, **58**(2), 269-279.
竹中晃二編　1998　健康スポーツの心理学　大修館書店
竹宮　陸・下光輝一編　2003　運動とストレス科学　杏林書院

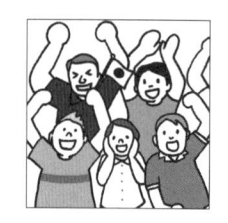

第10章
スポーツと文化

　「スポーツって何？」と聞かれたら，何を連想するでしょうか。きっと多くの人が，オリンピック，サッカーのJリーグやワールドカップを想い描くことでしょう。一方，類義語の「体育」について同じように問われたら，「学校で身体を鍛錬する教科」と答えるのではないでしょうか。「体操」にいたっては，教科名なのか教材名なのか競技名なのか，認識はばらばらのように思われます。

　いずれも言い得ていて，言い得ていません。もちろん，スポーツは文化の一部です。このスポーツは，今日非常に大きな社会現象として私たちの前に現れてきました。そこで，スポーツ文化の全体像をつかんでおかねばなりません。もう関わることなしにはすまなくなっており，スポーツとのよりよい付き合いを行っていきたいからです。

　そこでこの章では，スポーツ文化の古今東西を眺め返し，その現在とこれからについて検討してみることにします。

1　スポーツの概念

（1）スポーツの語形と意味の変遷

　言うまでもなく，「スポーツ」は英語のsport(s)のカタカナ音表記です。このsportは，早くも江戸時代後期に日本の辞書に登場しています。その後，明治期には，上級学校（現在の高校・大学に相当する旧制中学・高校・大学）の課外活動を中心として，欧米から移入された競技スポーツがかなり行われたにもかかわらず，スポーツと称することはありませんでした。この欧米型の競技スポーツは，遊戯，運動競技や体育と表記されたのです。スポーツと呼称するのは，日本がまさにオリンピックを目ざすようになった大正年間まで待たねばなりません。

　sportはラテン語deportareを語源としています。deportareは現在の英語では，carry（=portare）away（=de）であり，「ある物が（を）ある場所から他の場所へ移動する（させる）」を意味しました。これが古代ローマ世界の拡大にともなって古フランス語に入ると，desporter（動詞形）・desport（名詞形）へと変化し，移動するのは物ではなく心となりました。心を移動する，心が慰む，つまり遊ぶ，楽しむ，を意味するようになります。

　さらに中世ヨーロッパ史上最も大きな出来事の一つであるノルマン・コンクェスト

(1066年フランス北部に居住していたノルマン人によるイングランド征服をいい，イギリス史上画期的な事件）によって11世紀イギリスへ渡り，中世英語のなかでdesportやdisportとなり，16世紀には現在のスペルsportが誕生するわけです。これ以降，動詞はその原義「遊ぶ」を一貫して保持し，名詞はその時代によって「遊び方」を特定するようになります。

17-18世紀には，この時代の支配階層ジェントルマンが楽しみとして狩猟を愛好したことから，狩猟を意味の筆頭においていました。彼らは狩猟地の確保のために森林保護法を定めたり，管理人を配置したほどです。彼らが行ったのは，まさしくスポーツ・ハンティングだったのです。その後19世紀には，sportは運動競技をさすようになります。この頃パブリック・スクールやオックスフォード，ケンブリッジ両大学を舞台として形成された近代スポーツのことです（代表的な種目はサッカー，ラグビー，ボートレース）。つまり，安全性と公平性を配慮したルールを整備し，広い範囲の地域にわたり，組織的に行われ，チャンピオンシップを争うスポーツです。

このイギリス型近代スポーツと言葉としての"sport"は，イギリスの海外進出にともない世界中に広まっていきました。今日フランス語にもドイツ語にもsportが使用されています。フランス語にとっては，逆輸入という大変おもしろい変遷といえます。イギリス以外で考案されたスポーツもかなり存在しますが，ほとんどこの19世紀に誕生したイギリス型スポーツを参考にしています。イギリスがスポーツの母国とよばれるのは，実はそのような事情によります。

（2）日本におけるスポーツと体育

日本には元来，鍛錬・稽古・養生等の身体文化に関する名辞が存在しました。この在来語に対し，江戸末期からgymnastics, physical education, sport等の外来語が流入してきました。「体育」はphysical educationの訳語であり，明治9（1876）年公文書に初めて使用され，それ以降定着したのです。一方，gymnasticsは最終的に「体操」と訳されるようになりました。

さて，学校教育における取り扱いを見てみると，明治5（1872）年施行された『学制』においては，「体育」を実現する教科名には「体術」（「体操」以前のgymnasticsの訳語）が採用され，翌6（1873）年「体操」と名称変更されました。これは，当時の主要な教材である体操が教科名となった，と考えられます。昭和16（1941）年戦時体制のもとに「体錬」科に変わるまで，実に約70年間使用されたわけです。この「体錬」は第二次世界大戦の終了とともに廃止され，昭和22（1947）年から「体育」が今日まで使われています。

このような教科名の変遷の上では，体育の歴史はたかだか50年ということになります。しかし，教科名称以外には一般的にかなり使用されました。元来教育概念の体育はスペンサー流の三育（知育，徳育，体育）主義教育の一領域名として狭義に解されながら，しばらくしてスポーツをも含むような大きな概念となるのです。その典型的な例として現在も痕跡を留めているのが，以下の2つです。

日本体育協会　Japan Amateur Sports Association
国民体育大会　National Sports Festival

付記した英語表記はどちらもsportsであり，競技スポーツの組織や大会でありながら，体育で表しているわけです。

これを寒川（1991）は「スポーツの日本的文化変容」と形容しました。つまり当時の日本の学校では，スポーツを「遊び」としてではなく，イギリスのパブリック・スクール式人格形成の手段として受容したということに他なりません。

2　スポーツの起源

「未開社会にスポーツは存在したのか，あるいはするのか」という疑問は，先入観と偏見以外の何ものでもありません。近年の経済人類学の調査によると，生活に最低限必要な労働時間は，狩猟採集民の場合1日3〜4時間，農耕民の場合それよりやや多いくらい，ということがわかってきました。つまり，現代人より労働時間は少ないわけであり，スポーツを行うゆとりは，私たちの想像よりもはるかにあるといえるでしょう。そこではスポーツは，祭礼時の儀礼として，超自然的存在を操作するものとして多く行われます。また，日常生活や労働そのものが大筋活動である場合が多く，酋国段階（農耕民時代の最高に発達した段階）からは軍事訓練としてのスポーツも見られるようになります。

これらを類型的に見てみると，まず神話と結びついたスポーツの存在をあげることができます。最近ポピュラーになってきた球技ラクロスは，2半族（2原理の代理）の対抗で行われる北米インディアンの儀礼的球戯に由来しています。オマハ部族の例では，空の半族と大地の半族が対戦したのですが，これは主神ワコンダが，空＝男性原理と，大地＝女性原理とからなる双分的世界秩序を創り，この2つの原理の結合から人間は生まれた，とする神話を再現するものなのです。そうすることによって，部族の秩序を再確認する機能を含んでいます。

次に，正と邪，吉と凶，豊作と凶作などを占うために，スポーツを手段とすることがあります。このタイプでは，正邪を占う場合，時として決闘の形がとられることもあります。これは，闘審といわれるものです。台湾の高砂族は，村の中で犯罪が起こり，審判が難しい時，当事者または代理人が相撲をとって決着をつけました。なお，北は秋田から南は沖縄まで見られる日本の伝統的綱引きは，実はほとんどが豊凶を占う行事です。

呪術としての遊戯や競技もみられます。セレベス島のトラジャ族では，稲がゆれるほど実をつけるよう，ブランコをします。またこの種の競技では，身体をトレーニングし，相手チームと呪術のやり取りをする呪術医の存在は，近代スポーツのあり方とまったく違う興味ある事例です。

訓練を目的にスポーツが手段となることもあります。一つは，成人の通過儀礼の意味をもつ身体訓練があげられます。成人と認めら

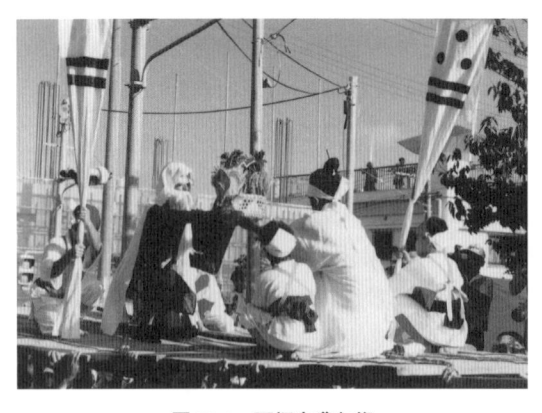

図10-1　石垣島豊年祭
綱引きに先だち，綱の上で神から人への五穀の授受が行われる

れるレベルに達するまで，力や技を高めるのです。高さ2mの台形状石積みを跳び越えるインドネシア・ニアス島の高跳びは，男が子どもの頃から練習し，跳び越えることによって一人前と認められるという成人式の一環として行われます。また，個人的格闘技の訓練や，集団での擬似戦争によって軍事訓練もされました。北米インディアンのマンダン族の模擬演習はよく知られています。

　いずれにしても，これらはそれぞれの民族や部族固有の精神文化に基づいて行われるスポーツだと言えるでしょう。ここで，そのような未開社会スポーツの豊富なヴァリエーションを整理してみましょう。これらは，民族（エスニック）スポーツともよばれています。

(1) ボールゲーム

　私たちは，ボールを丸いものだと思っています。競技スポーツのボールは丸いからです。未開社会においてはボールを太陽や月などの天体に見立て，彼らの神話をその中に読み込む形でボールゲームを行うこともあります。オーストラリアのアボリジニは，彼らが「太陽のボール」「月のボール」と呼ぶ球を日運行軌道で，つまり東西に位置して投補しあうのです。やはりここでもボールは丸くなければならないことになります。このボールを製作技術からみて分類すると，巻き球，編み球，詰め球，ふくらませ球，切り出し球，鋳型球の六種類ですが，未開社会にはこれらすべてが存在しています。

　なお，特にゴール型のチームゲームの場合，時には丸くない「ボール」が使われることもあります。グリーンランド・エスキモーはアザラシのはく製を，中央アジアの牧民は頭を切り落とした羊を奪い合うスポーツを行います。

(2) 競走系スポーツ

　競走は，徒手の場合と物を帯同する場合とに分けられます。後者では，100kg以上の丸太を担いで走るティンビラ族（南アメリカ）のリレー，メキシコ北部タラウマラ族の球蹴りマラソン（ララジパリ，球は直径2インチの木球，距離は200km，320km等）などはユニークですが，過酷なレースでもあるのです。このような類型の競走は，博多祇園山笠（約1トンの山車を26名で担ぎ，交代しながら走る。約80年前からタイムレースとなっている）のように，今日の日本でもよく見ることができます。

(3) 跳躍系スポーツ

　高跳びではインド・アッサムのナガ族のように槍の穂先にさした木片を蹴り落とすようなパターンと，棒高跳びと，固定された高さを飛び越えるものと，現代の陸上競技に見られるような高さを調節して飛び越える形態をも挙げることができます。幅跳びは，今日とあまり差異はありません。

(4) 投てき系スポーツ

　狩猟や闘争の道具は，つまり弓矢や槍，ブーメランなどは，投てき系スポーツに使われました。その操作を練習する場合，遠くへ飛ばす・投げることよりも，的に当てるという

形式が多く好まれるようです。この場合，動く的と静止した的の二通りがみられます。私たちの親しむダーツゲームが非常に楽しいことから，これらが実用性を帯びながらも遊びとして行われたのは，容易に想像できるでしょう。なお，ブーメランとしてはオーストラリア・アボリジニの回帰性のものがよく知られていますが，彼らにも他の未開人にも非回帰性のものがみられます。これらを比較すると，後者の方がより重く，狩りには実用的なのです。

(5) 格闘技系スポーツ

このスポーツが戦闘と違うのは，「安全空間で展開する優劣判別の文化装置」(寒川,1991) として行われる，ということでしょう。つまり，一応生命の安全が保障された状態で格闘が展開されるということです。もちろん，先述の正邪を占う「闘審」のように決闘の形をとることもありますが，これもあらかじめ時間と場所，ルールを取り決めて行うという点では，明らかに戦闘とは異なるものなのです。

形態としては，主として素手，棒，槍，棍棒を用いるものです。素手の格闘技は，現代のボクシングや相撲，キックボクシングの類と考えればよいでしょう。

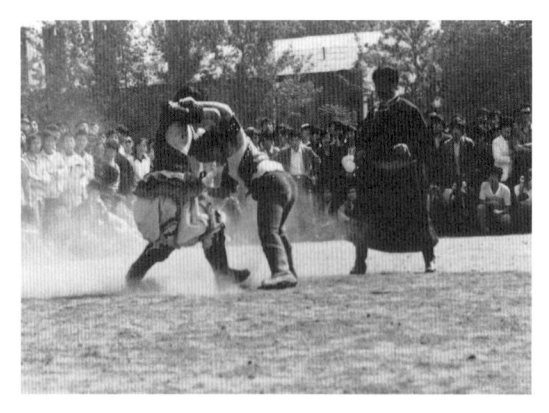

図10-2　モンゴル相撲
皮のチョッキを着用する

(6) 氷雪，水上，空中スポーツ

今日この種のスポーツ，例えばスキー・スケート・サーフィン・パラグライダーなどは花盛りです。しかし，未開社会にもこれらを数多く見いだすことができます。スキーは，西はフィンランドのラップ族とシベリア狩猟民から，東はアラスカとカナダのエスキモーまで広く分布する雪上の移動具です。これがスポーツに転用されることは，容易に想像されます。スケートについては，遺跡に残された絵画から動物の頸骨（すねの骨）を用いて氷上を移動したことが知られています。また，北米インディアンのサンテ・ダコタ族は，氷の上でホッケーのような打球技を楽しんだようです。

波乗りはオセアニアのほぼ全域に知られていましたが，ポリネシアでよく発達し，とくにハワイでは板の上に立つテクニックも行われたようです。この他，水上では，民族特有の舟を使う競漕も各地で見られます。

空中スポーツとして最もよく知られているのが，ペンテコスト島のランド・ダイビングでしょう。20mを超える櫓から蔓を足首に巻きつけて飛び降りる，男の度胸試しのスポーツといえます。よりゆるやかに空中を漂うのがブランコです。といっても，木に蔓を下げ，その下端に取り付いて揺らすというシンプルなものです。せいぜい端が輪になり，そこに足をいれることもあります。これは，儀礼に用いられることも多いスポーツです。

このように見てみると，未開社会では現代社会で行われているスポーツのほとんどが豊かに存在していることになります。ないのはただ1つ，モータースポーツだけなのです。

3　スポーツの近代化とその功罪

　これまで見てきた未開社会のスポーツは，スポーツの原初形態といえますが，この一部分は変容し，近代スポーツへと展開していきます。このことを岸野（1972）は「スポーツ的運動形態の発展過程」として以下のように説明しています。

　まず第一段階として，人間の基本運動は太古の日常生活と労働から発生し，実用術として起こります。今日「スポーツ」と理解される運動現象も，未開人の実用的な世界に潜在していたのです。身体運動は狩りや戦闘の必要性から生じ，それらを通じて行われ，かつすぐれて大筋活動だったのです。

　第二段階にはいると，身体運動は実用的拘束性から解放され，運動が自己目的化する遊戯の世界へと発展します。たとえば狩りのための弓矢は的当てを楽しむために使われ，漁労のための舟は速さを競う競漕の用具となるわけです。ここではルールは単純・素朴で，自由性・創造性に富んで行われます。

　このように，実用術を脱して遊戯化の段階を過ぎると，第三の純競技の段階が現れてきます。それは，近代に登場した競技スポーツにみるように，合理化，組織化，制度化を推し進め，ルールの中に安全性と公平性の配慮を徹底して盛り込んでいきます。そうして，統一されたルールで，広い範囲の地域にわたり，組織的に行われる，チャンピオンシップを争う競技スポーツ＝近代スポーツが成立します。

　このパターンによって，ほとんどの近代スポーツの発展過程に解釈を加えることはできますが，例外も時にはあることに注意を払っておいたほうがよいでしょう。自転車は元来大人のおもちゃとして考案されたのですが，ダンロップ博士の空気入りタイヤの発明（1888年）によって飛躍的に快適に，速く乗ることができるようになりました。そこで，実用に，競技に，遊戯にもてはやされるようになったのです。これなどは典型的な例外といえます。

　とまれ，イギリスに遊学したフランス人ピエール・ド・クーベルタン（1863 – 1937，教育思想家。裕福な貴族の家庭に生まれ，私財を投げ打って近代オリンピックを創始）は，イギリスのスポーツ教育や国際化，大衆化する近代スポーツを目の当たりにします。彼は近代スポーツの特徴に注目し，これを世界平和と青少年教育に役立てようと考えました。まず，1894年国際オリンピック委員会（IOC）を創設し，これを母体として世界中に呼びかけて実現したのが，近代オリンピック競技大会（1896年第1回アテネ大会）でした。これは次第に盛大になっていき，世界的な行事となりました。そのことによって，スポーツの近代化にますます拍車がかかり，スポーツの世界化が図られたといえます。そしてオリンピックは，近代スポーツの頂点に位置づいたわけです。

　オリンピックを始めとする近代スポーツは，たしかにクーベルタンのねらい通り，平和の祭典として世界平和に貢献する一幕もありますし，スポーツの世界化，大衆化を推し進めたことも事実です。私たちは，それらを観戦して，感動することも少なくありません。

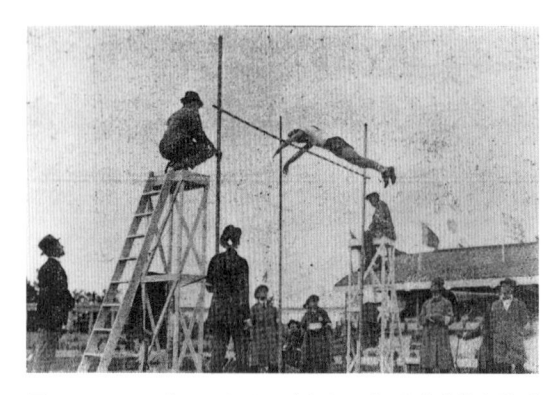

図10-3　1920年アントワープオリンピック大会棒高跳び

選手同士の交流も盛んなようです。しかし，近年いくつかの問題点がクローズアップされてきました。

第一に，オリンピックにおいて「大会ボイコットの応酬」が展開されたことがありました。ソビエト連邦のアフガニスタン侵攻に反対したアメリカを中心とした自由主義圏の国々が第22回モスクワ大会（1980年）を欠場し，その次回のロスアンゼルス大会（1984年）にソビエトを中心とした旧共産主義圏の国々が参加しなかった，という事件です。スポーツが政治に利用された，平和の祭典にはふさわしくない話題でした。

第二に，「商業主義によるスポーツの歪曲化」が平然と行われることです。巨大イベントの大きな収入源は，テレビの放映権収入です。放映権を買い取った企業のある国の生活時間帯に合わせて運営されることもよくあります。選手のコンディショニングをまったく無視しているといえます。また，企業はスポーツを商品とみるようになり，「冠大会」のようにスポーツ・イベントのスポンサーとなるようになりました。当然のことですが，競技はスポンサー企業の商品として運営されることになります。スポンサー企業の商標は，大会中あふれんばかりです。

第三に，トップスポーツ選手は「サイボーグ化」しているといわれています。それは，競技スポーツが盛んになるに伴って目覚ましい進展を遂げたスポーツ医学に支えられています。過去，国家が国の威信をかけてスポーツに力を注ぐ場合顕著でした。詳細な検査をして選抜された子どもに，最も適している種目を選定してエリート教育を実施したのです。また，現在では，選手は競技によって賞金を得るようになりました。したがって，勝つためには手段を選ばないという勝利至上主義は，果てしなくエスカレートしていきました。科学的なデータに基づく，システム化された，徹底的なハード・トレーニングが次々に考案され，実践されたのです。さらに，人間の意志と努力を超えたもの，ドーピングに手を出すようになりました。その手段は，主として精神興奮剤や筋肉増強剤の投与です。これらの薬物を使用すると，肉体的に危険な状態になることはよく知られています。そこで，ドーピングを防ぐために競技前後にはドーピング・チェックを行います。しかし，高度のスポーツ医学は，検査でわからないようなドーピングを次々に開発していくのです。いたちごっこが展開されているのが現状といえます。このような現実を「身体の乱開発」として，警鐘を鳴らすようになりつつあります。人間と科学が身体のあるべき姿をシミュレーションし，いかに調和を図っていくか，いまこそ問われているのです。

第四に，スポーツと環境の問題があげられます。施設・用具は，より高い競技結果を求めて年々改良され，このことと相まって，スポーツの大衆化によって多数の観客を収容するための巨大施設が建設されていきました。また，ゴルフ場開発とその維持に典型的にみられるように，スポーツによる深刻な環境破壊が引き起こされてくるようになったのです。そこで，オリンピック・ムーヴメントの最高機関である国際オリンピック委員会（IOC）

は，21世紀の最も重要な課題として，地球規模での環境問題の啓蒙活動を掲げました。

1992年の地球サミット開催を契機に，IOCはスポーツ，文化に続くオリンピック・ムーヴメントの第三の柱は環境問題であるとし，オリンピック開催都市の選考には環境への配慮を重要な評価項目としたのでした。これを受けて，1994年に開催されたリレハンメル大会から，環境を守る本格的な取り組みが始められました。そして，自然環境を大切にする姿勢は，その後の大会であるアトランタ，長野，シドニーへと受け継がれたのです。緑にやさしい「グリーン・ゲームズ」を大会のスローガンにしたシドニーにみられるように，オリンピックは今「自然にやさしい」をコンセプトの柱に据えようとしています。

これらの問題点から推し量って，身体環境は広く，身体そのもの，身体をめぐる人為的環境，自然的環境を含んで捉えられなければならないようです。現代人の直面する身体に関わる文明病の問題等と合わせて，その改善に向けて，私たちは真剣に21世紀のスポーツ文化構築に取り組んでいかなければならないといえるでしょう。

引用・参考文献

稲垣正浩・谷釜了正編著　1995　スポーツ史講義　大修館書店
寒川恒夫編　1991　図説スポーツ史　朝倉書店
岸野雄三編著　1972　スポーツの技術史　大修館書店
岸野雄三　1973　体育史　大修館書店
岸野雄三編著　1984　体育史講義　大修館書店
K.ブランチャード（寒川恒夫訳）　1988　スポーツ人類学入門　大修館書店

巻末資料

- 身体活動のエクササイズ数表 ･･････････････････････99
- 12～19歳対象の新体力テストにおける評価表 ･･････････102
- 20～64歳対象の新体力テストにおける評価表 ･･････････103
- 20mシャトルラン最大酸素摂取量推定表（12～19歳）･･････104
- 20mシャトルラン最大酸素摂取量推定表（20～64歳）･･････105
- ADL（日常生活活動テスト）･･････････････････････106
- ADLによるテスト実施のスクリーニングに関する判定基準 ････107
- 全身の主要筋 ････････････････････････････････108
- 新体力テスト（12～19歳）記録用紙 ･･･････････････109
- 新体力テスト（20～64歳）記録用紙 ･･･････････････111

身体活動のエクササイズ数表（1）：「3メッツ」以上の運動（身体活動量の目標の計算に含むもの）

（運動所要量・運動指針の策定検討会，健康づくりのための運動指針2006，2006）

メッツ	活動内容	1エクササイズに相当する時間
3.0	自転車エルゴメーター：50ワット，とても軽い活動，ウェイトトレーニング（軽・中等度），ボウリング，フリスビー，バレーボール	20分
3.5	体操（家で。軽・中等度），ゴルフ（カートを使って。待ち時間を除く。注2参照）	18分
3.8	やや速歩（平地，やや速めに＝94m／分）	16分
4.0	速歩（平地，95〜100m／分程度），水中運動，水中で柔軟体操，卓球，太極拳，アクアビクス，水中体操	15分
4.5	バドミントン，ゴルフ（クラブを自分で運ぶ。待ち時間を除く。）	13分
4.8	バレエ，モダン，ツイスト，ジャズ，タップ	13分
5.0	ソフトボールまたは野球，子どもの遊び（石蹴り，ドッジボール，遊戯具，ビー玉遊びなど），かなり速歩（平地，速く＝107m／分）	12分
5.5	自転車エルゴメーター：100ワット，軽い活動	11分
6.0	ウェイトトレーニング（高強度，パワーリフティング，ボディビル），美容体操，ジャズダンス，ジョギングと歩行の組み合わせ（ジョギングは10分以下），バスケットボール，スイミング：ゆっくりしたストローク	10分
6.5	エアロビクス	9分
7.0	ジョギング，サッカー，テニス，水泳：背泳，スケート，スキー	9分
7.5	山を登る：約1〜2kgの荷物を背負って	8分
8.0	サイクリング（約20km／時），ランニング：134m／分，水泳：クロール，ゆっくり（約45m／分），軽度〜中強度	8分
10.0	ランニング：161m／分，柔道，柔術，空手，キックボクシング，テコンドー，ラグビー，水泳：平泳ぎ	6分
11.0	水泳：バタフライ，水泳：クロール，速い（約70m／分），活発な活動	5分
15.0	ランニング：階段を上がる	4分

Ainsworth BE, Haskell WL, Whitt MC, et al. Compendium of Physical Activities: An update of activity codes and MET intensities. Med Sci Sports Exerc, 2000; 32 (Suppl): S498-S516.

注1：同一活動に複数の値が存在する場合は，競技ではなく余暇活動時の値とするなど，頻度が多いと考えられる値を掲載してある。

注2：それぞれの値は，当該活動中の値であり，休憩中などは含まない。例えば，カートを使ったゴルフの場合，4時間のうち2時間が待ち時間とすると，3.5メッツ×2時間＝7メッツ・時となる。

身体活動のエクササイズ数表（2）：「3メッツ」以上の生活活動（身体活動量の目標の計算に含むもの）

(運動所要量・運動指針の策定検討会，健康づくりのための運動指針2006, 2006)

メッツ	活動内容	1エクササイズに相当する時間
3.0	普通歩行（平地，67m／分，幼い子ども・犬を連れて，買い物など），釣り（2.5(船で座って)～6.0(渓流フィッシング)），屋内の掃除，家財道具の片付け，大工仕事，梱包，ギター：ロック（立位），車の荷物の積み下ろし，階段を下りる，子どもの世話（立位）	20分
3.3	歩行（平地，81m／分，通勤時など），カーペット掃き，フロア掃き	18分
3.5	モップ，掃除機，箱詰め作業，軽い荷物運び，電気関係の仕事：配管工事	17分
3.8	やや速歩（平地，やや速めに＝94m／分），床磨き，風呂掃除	16分
4.0	速歩（平地，95～100m／分程度），自転車に乗る：16km/時未満，レジャー，通勤，娯楽，子どもと遊ぶ・動物の世話（徒歩／走る，中強度），高齢者や障害者の介護，屋根の雪下ろし，ドラム，車椅子を押す，子どもと遊ぶ（歩く／走る，中強度）	15分
4.5	苗木の植栽，庭の草むしり，耕作，農作業：家畜に餌を与える	13分
5.0	子どもと遊ぶ・動物の世話（歩く／走る，活発に），かなり速歩（平地，速く＝107m／分）	12分
5.5	芝刈り（電動芝刈り機を使って，歩きながら）	11分
6.0	家具・家財道具の移動・運搬，スコップで雪かきをする	10分
8.0	運搬（重い負荷），農作業：干し草をまとめる，納屋の掃除，鶏の世話，活発な活動，階段を上がる	8分
9.0	荷物を運ぶ：上の階へ運ぶ	7分

Ainsworth BE, Haskell WL, Whitt MC, et al. Compendium of Physical Activities: An update of activity codes and MET intensities. Med Sci Sports Exerc, 2000; 32 (Suppl): S498-S516.
注1：同一活動に複数の値が存在する場合は，競技より余暇活動時の値とするなど，頻度が多いと考えられる値を掲載してある。
注2：それぞれの値は，当該活動中の値であり，休憩中などは含まない。

身体活動のエクササイズ数表（3）：「3メッツ」未満の身体活動（身体活動量の目標の計算に含むもの）
（運動所要量・運動指針の策定検討会，健康づくりのための運動指針2006，2006）

メッツ	活動内容
1.0	静かに座って（あるいは寝転がって）テレビ・音楽鑑賞，リクライニング，車に乗る
1.2	静かに立つ
1.3	本や新聞等を読む（座位）
1.5	座位での会話，電話，読書，食事，運転，軽いオフィスワーク，編み物・手芸，タイプ，動物の世話（座位，軽度），入浴（座位）
1.8	立位での会話，電話，読書，手芸
2.0	料理や食材の準備（立位，座位），洗濯物を洗う，しまう，荷作り（立位），ギター：クラシックやフォーク（座位），着替え，会話をしながら食事をする，または食事のみ（立位），身の回り（歯磨き，手洗い，髭剃りなど），シャワーを浴びる，タオルで拭く（立位），ゆっくりした歩行（平地，散歩または家の中，非常に遅い＝54m／分未満）
2.3	皿洗い（立位），アイロンがけ，服・洗濯物の片付け，カジノ，ギャンブル，コピー（立位），立ち仕事（店員，工場など）
2.5	ストレッチング*，ヨガ*，掃除：軽い（ごみ掃除，整頓，リネンの交換，ごみ捨て），盛り付け，テーブルセッティング，料理や食材の準備・片付け（歩行），植物への水やり，子どもと遊ぶ（座位，軽い），子ども・動物の世話，ピアノ，オルガン，農作業：収穫機の運転，干し草の刈り取り，灌漑の仕事，軽い活動，キャッチボール*（フットボール，野球），スクーター，オートバイ，子どもを乗せたベビーカーを押すまたは子どもと歩く，ゆっくりした歩行（平地，遅い＝54m／分）
2.8	子どもと遊ぶ（立位，軽度），動物の世話（軽度）

*印は運動に，その他の活動は身体活動に該当する。

Ainsworth BE, Haskell WL, Whitt MC, et al. Compendium of Physical Activities: An update of activity codes and MET intensities. Med Sci Sports Exerc, 2000; 32 (Suppl): S498-S516.
注1：同一活動に複数の値が存在する場合は，競技より余暇活動時の値とするなど，頻度が多いと考えられる値を掲載してある。
注2：それぞれの値は，当該活動中の値であり，休憩中などは含まない。

12～19歳対象の新体力テストにおける評価表（文部科学省，新体力テスト，2003）

テストの得点表および総合評価
(1) 項目別得点表により，記録を採点する。
(2) 各項目の得点を合計し，総合評価をする。

項目別得点表

男子

得点	握力	上体起こし	長座体前屈	反復横とび	持久走	20mシャトルラン	50m走	立ち幅とび	ハンドボール投げ
10	56kg以上	35回以上	64cm以上	63点以上	4'59"以下	125回以上	6.6秒以下	265cm以上	37m以上
9	51～55	33～34	58～63	60～62	5'00"～5'16"	113～124	6.7～6.8	254～264	34～36
8	47～50	30～32	53～57	56～59	5'17"～5'33"	102～112	6.9～7.0	242～253	31～33
7	43～46	27～29	49～52	53～55	5'34"～5'55"	90～101	7.1～7.2	230～241	28～30
6	38～42	25～26	44～48	49～52	5'56"～6'22"	76～89	7.3～7.5	218～229	25～27
5	33～37	22～24	39～43	45～48	6'23"～6'50"	63～75	7.6～7.9	203～217	22～24
4	28～32	19～21	33～38	41～44	6'51"～7'30"	51～62	8.0～8.4	188～202	19～21
3	23～27	16～18	28～32	37～40	7'31"～8'19"	37～50	8.5～9.0	170～187	16～18
2	18～22	13～15	21～27	30～36	8'20"～9'20"	26～36	9.1～9.7	150～169	13～15
1	17kg以下	12回以下	20cm以下	29点以下	9'21"以上	25回以下	9.8秒以上	149cm以下	12m以下

女子

得点	握力	上体起こし	長座体前屈	反復横とび	持久走	20mシャトルラン	50m走	立ち幅とび	ハンドボール投げ
10	36kg以上	29回以上	63cm以上	53点以上	3'49"以下	88回以上	7.7秒以下	210cm以上	23m以上
9	33～35	26～28	58～62	50～52	3'50"～4'02"	76～87	7.8～8.0	200～209	20～22
8	30～32	23～25	54～57	48～49	4'03"～4'19"	64～75	8.1～8.3	190～199	18～19
7	28～29	20～22	50～53	45～47	4'20"～4'37"	54～63	8.4～8.6	179～189	16～17
6	25～27	18～19	45～49	42～44	4'38"～4'56"	44～53	8.7～8.9	168～178	14～15
5	23～24	15～17	40～44	39～41	4'57"～5'18"	35～43	9.0～9.3	157～167	12～13
4	20～22	13～14	35～39	36～38	5'19"～5'42"	27～34	9.4～9.8	145～156	11
3	17～19	11～12	30～34	32～35	5'43"～6'14"	21～26	9.9～10.3	132～144	10
2	14～16	8～10	23～29	27～31	6'15"～6'57"	15～20	10.4～11.2	118～131	8～9
1	13kg以下	7回以下	22cm以下	26点以下	6'58"以上	14回以下	11.3秒以上	117cm以下	7m以下

総合評価基準表

得点	12歳	13歳	14歳	15歳	16歳	17歳	18歳	19歳
A	51以上	57以上	60以上	61以上	63以上	65以上	65以上	65以上
B	41～50	47～56	51～59	52～60	53～62	54～64	54～64	54～64
C	32～40	37～46	41～50	41～51	42～52	43～53	43～53	43～53
D	22～31	27～36	31～40	31～40	31～41	31～42	31～42	31～42
E	21以下	26以下	30以下	30以下	30以下	30以下	30以下	30以下

20～64歳対象の新体力テストにおける評価表（文部科学省，新体力テスト，2003）

テストの得点表および総合評価
(1) 項目別得点表により，記録を採点する。
(2) 各項目の得点を合計し，総合評価をする。

項目別得点表

男子

得点	握力	上体起こし	長座体前屈	反復横とび	急歩	20mシャトルラン	立ち幅とび
10	62kg以上	33回以上	61cm以上	60点以上	8'47"以下	95回以上	260cm以上
9	58～61	30～32	56～60	57～59	8'48"～9'41"	81～94	248～259
8	54～57	27～29	51～55	53～56	9'42"～10'33"	67～80	236～247
7	50～53	24～26	47～50	49～52	10'34"～11'23"	54～66	223～235
6	47～49	21～23	43～46	45～48	11'24"～12'11"	43～53	210～222
5	44～46	18～20	38～42	41～44	12'12"～12'56"	32～42	195～209
4	41～43	15～17	33～37	36～40	12'57"～13'40"	24～31	180～194
3	37～40	12～14	27～32	31～35	13'41"～14'29"	18～23	162～179
2	32～36	9～11	21～26	24～30	14'30"～15'27"	12～17	143～161
1	31kg以下	8回以下	20cm以下	23点以下	15'28"以上	11回以下	142cm以下

女子

得点	握力	上体起こし	長座体前屈	反復横とび	急歩	20mシャトルラン	立ち幅とび
10	39kg以上	25回以上	60cm以上	52点以上	7'14"以下	62回以上	202cm以上
9	36～38	23～24	56～59	49～51	7'15"～7'40"	50～61	191～201
8	34～35	20～22	52～55	46～48	7'41"～8'06"	41～49	180～190
7	31～33	18～19	48～51	43～45	8'07"～8'32"	32～40	170～179
6	29～30	15～17	44～47	40～42	8'33"～8'59"	25～31	158～169
5	26～28	12～14	40～43	36～39	9'00"～9'27"	19～24	143～157
4	24～25	9～11	36～39	32～35	9'28"～9'59"	14～18	128～142
3	21～23	5～8	31～35	27～31	10'00"～10'33"	10～13	113～127
2	19～20	1～4	25～30	20～26	10'34"～11'37"	8～9	98～112
1	18kg以下	0回	24cm以下	19点以下	11'38"以上	7回以下	97cm以下

総合評価基準表

得点	20～24歳	25～29歳	30～34歳	35～39歳	40～44歳	45～49歳	50～54歳	55～59歳	60～64歳
A	50以上	49以上	49以上	48以上	46以上	43以上	40以上	37以上	33以上
B	44～49	43～48	42～48	41～47	39～45	37～42	33～39	30～36	26～32
C	37～43	36～42	35～41	35～40	33～38	30～36	27～32	24～29	20～25
D	30～36	29～35	28～34	28～34	26～32	23～29	21～26	18～23	15～19
E	29以下	28以下	27以下	27以下	25以下	22以下	20以下	17以下	14以下

体力年齢判定基準表

体力年齢	得点	体力年齢	得点
20～24歳	46以上	50～54歳	30～32
25～29歳	43～45	55～59歳	27～29
30～34歳	40～42	60～64歳	25～26
35～39歳	38～39	65～69歳	22～24
40～44歳	36～37	70～74歳	20～21
45～49歳	33～35	75～79歳	19以下

20mシャトルラン（往復持久走）最大酸素摂取量推定表（12〜19歳） （文部科学省，新体力テスト，2003）

平成12年3月改訂

折り返し数	推定最大酸素摂取量（ml／kg・分）	折り返し数	推定最大酸素摂取量（ml／kg・分）	折り返し数	推定最大酸素摂取量（ml／kg・分）	折り返し数	推定最大酸素摂取量（ml／kg・分）
8	27.8	46	36.4	84	44.9	122	53.5
9	28.0	47	36.6	85	45.1	123	53.7
10	28.3	48	36.8	86	45.4	124	53.9
11	28.5	49	37.0	87	45.6	125	54.1
12	28.7	50	37.3	88	45.8	126	54.4
13	28.9	51	37.5	89	46.0	127	54.6
14	29.2	52	37.7	90	46.3	128	54.8
15	29.4	53	37.9	91	46.5	129	55.0
16	29.6	54	38.2	92	46.7	130	55.3
17	29.8	55	38.4	93	46.9	131	55.5
18	30.1	56	38.6	94	47.2	132	55.7
19	30.3	57	38.8	95	47.4	133	55.9
20	30.5	58	39.1	96	47.6	134	56.2
21	30.7	59	39.3	97	47.8	135	56.4
22	31.0	60	39.5	98	48.1	136	56.6
23	31.2	61	39.7	99	48.3	137	56.8
24	31.4	62	40.0	100	48.5	138	57.1
25	31.6	63	40.2	101	48.7	139	57.3
26	31.9	64	40.4	102	49.0	140	57.5
27	32.1	65	40.6	103	49.2	141	57.7
28	32.3	66	40.9	104	49.4	142	58.0
29	32.5	67	41.1	105	49.6	143	58.2
30	32.8	68	41.3	106	49.9	144	58.4
31	33.0	69	41.5	107	50.1	145	58.6
32	33.2	70	41.8	108	50.3	146	58.9
33	33.4	71	42.0	109	50.5	147	59.1
34	33.7	72	42.2	110	50.8	148	59.3
35	33.9	73	42.4	111	51.0	149	59.5
36	34.1	74	42.7	112	51.2	150	59.8
37	34.3	75	42.9	113	51.4	151	60.0
38	34.6	76	43.1	114	51.7	152	60.2
39	34.8	77	43.3	115	51.9	153	60.4
40	35.0	78	43.6	116	52.1	154	60.7
41	35.2	79	43.8	117	52.3	155	60.9
42	35.5	80	44.0	118	52.6	156	61.1
43	35.7	81	44.2	119	52.8	157	61.3
44	35.9	82	44.5	120	53.0		
45	36.1	83	44.7	121	53.2		

20mシャトルラン（往復持久走）最大酸素摂取量推定表（20〜64歳）（文部科学省, 新体力テスト, 2003）

平成12年3月改訂

折り返し数	推定最大酸素摂取量 (ml／kg・分)	折り返し数	推定最大酸素摂取量 (ml／kg・分)	折り返し数	推定最大酸素摂取量 (ml／kg・分)	折り返し数	推定最大酸素摂取量 (ml／kg・分)
8	27.8	46	36.4	84	44.9	122	53.5
9	28.0	47	36.6	85	45.1	123	53.7
10	28.3	48	36.8	86	45.4	124	53.9
11	28.5	49	37.0	87	45.6	125	54.1
12	28.7	50	37.3	88	45.8	126	54.4
13	28.9	51	37.5	89	46.0	127	54.6
14	29.2	52	37.7	90	46.3	128	54.8
15	29.4	53	37.9	91	46.5	129	55.0
16	29.6	54	38.2	92	46.7	130	55.3
17	29.8	55	38.4	93	46.9	131	55.5
18	30.1	56	38.6	94	47.2	132	55.7
19	30.3	57	38.8	95	47.4	133	55.9
20	30.5	58	39.1	96	47.6	134	56.2
21	30.7	59	39.3	97	47.8	135	56.4
22	31.0	60	39.5	98	48.1	136	56.6
23	31.2	61	39.7	99	48.3	137	56.8
24	31.4	62	40.0	100	48.5	138	57.1
25	31.6	63	40.2	101	48.7	139	57.3
26	31.9	64	40.4	102	49.0	140	57.5
27	32.1	65	40.6	103	49.2	141	57.7
28	32.3	66	40.9	104	49.4	142	58.0
29	32.5	67	41.1	105	49.6	143	58.2
30	32.8	68	41.3	106	49.9	144	58.4
31	33.0	69	41.5	107	50.1	145	58.6
32	33.2	70	41.8	108	50.3	146	58.9
33	33.4	71	42.0	109	50.5	147	59.1
34	33.7	72	42.2	110	50.8	148	59.3
35	33.9	73	42.4	111	51.0	149	59.5
36	34.1	74	42.7	112	51.2	150	59.8
37	34.3	75	42.9	113	51.4	151	60.0
38	34.6	76	43.1	114	51.7	152	60.2
39	34.8	77	43.3	115	51.9	153	60.4
40	35.0	78	43.6	116	52.1	154	60.7
41	35.2	79	43.8	117	52.3	155	60.9
42	35.5	80	44.0	118	52.6	156	61.1
43	35.7	81	44.2	119	52.8	157	61.3
44	35.9	82	44.5	120	53.0		
45	36.1	83	44.7	121	53.2		

ADL（日常生活活動テスト）（文部科学省，新体力テスト，2003）

＊各問いについて，該当するものを1つ選び，その番号を□の中に，該当するものが無い場合は×を記入してください。

問1　休まないで，どれくらい歩けますか。
1. 5～10分程度　　2. 20～40分程度　　3. 1時間以上

問2　休まないで，どれくらい走れますか。
1. 走れない　　2. 3～5分程度　　3. 10分以上

問3　どれくらいの幅の溝だったら，とび越えられますか。
1. できない　　2. 30cm程度　　3. 50cm程度

問4　階段をどのようにして昇りますか。
1. 手すりや壁につかまらないと昇れない
2. ゆっくりなら，手すりや壁につかまらずに昇れる
3. サッサと楽に，手すりや壁につかまらずに昇れる

問5　正座の姿勢からどのようにして，立ち上がれますか。
1. できない
2. 手を床についてなら立ち上がれる
3. 手を使わずに立ち上がれる

問6　目を開けて片足で，何秒くらい立っていられますか。
1. できない　　2. 10～20秒程度　　3. 30秒以上

問7　バスや電車に乗ったとき，立っていられますか。
1. 立っていられない
2. 吊革や手すりにつかまれば立っていられる
3. 発車や停車の時以外は何にもつかまらずに立っていられる

問8　立ったままで，ズボンやスカートがはけますか。
1. 座らないとできない
2. 何かにつかまれば立ったままできる
3. 何にもつかまらないで立ったままできる

問9　シャツの前ボタンを，掛けたり外したりできますか。
1. 両手でゆっくりとならできる
2. 両手で素早くできる
3. 片手でもできる

問10　布団の上げ下ろしができますか。
1. できない
2. 毛布や軽い布団ならできる
3. 重い布団でも楽にできる

問11　どれくらいの重さの荷物なら，10m運べますか。
1. できない　　2. 5kg程度　　3. 10kg程度

問12　仰向けに寝た姿勢から，手を使わないで，上体だけを起こせますか。
1. できない　　2. 1～2回程度　　3. 3～4回以上

総合得点　　　　　判定

ADLによるテスト実施のスクリーニングに関する判定基準 （文部科学省，新体力テスト，2003）

【スクリーニング項目】

問	内　　　　容	回答状況及び判定
1	休まないで，どれくらい歩けますか。 　①5～10分程度　②20～40分程度　③1時間以上	問1，5及び6において①に回答した場合 →→6分間歩行，10m障害物歩行及び開眼片足立ちテストは実施不可能。その他のテスト項目の実施についても慎重な検討を要する。
5	正座の姿勢からどのようにして，立ち上がれますか。 　①できない 　②手を床についてなら立ち上がれる 　③手を使わずに立ち上がれる	
6	目を開けて片足で，何秒くらい立っていられますか。 　①できない　②10～20秒程度　③30秒以上	
3	どれくらいの幅の溝だったら，とび越えられますか。 　①できない　②30cm程度　③50cm程度	問1，5及び6において①以外に回答し，問3，4のいずれかにおいて①に回答した場合 →→6分間歩行及び10m障害物歩行テストの実施について慎重な検討を要する。 　　特に，6分間歩行テストの実施。
4	階段をどのようにして昇りますか。 　①手すりや壁につかまらないと昇れない 　②ゆっくりなら，手すりや壁につかまらずに昇れる 　③サッサと楽に，手すりや壁につかまらずに昇れる	
10	布団の上げ下ろしができますか。 　①できない 　②毛布や軽い布団ならできる 　③重い布団でも楽にできる	問10及び12において①に回答した場合 →→上体起こしテストは実施不可能。
12	仰向けに寝た姿勢から，手を使わないで，上体だけを起こせますか。 　①できない　②1～2回程度　③3～4回以上	
2	休まないで，どれくらい走れますか。 　①できない　②3～5分程度　③10分以上	問2及び11において③と回答した場合 →→特別な障害がない限り全てのテスト項目について実施可能。
11	どれくらいの重さの荷物なら，10m運べますか． 　①できない　②5kg程度　③10kg程度	

【総合得点によるテスト実施のスクリーニング】＊全設問に回答（無回答なし）の場合に利用

各設問とも，①に回答の場合は1点，②は2点，③は3点として合計し，総合得点とする。

総合得点	回　答　状　況	判　定	判　定　に　関　す　る　条　件
12点以下	全ての設問において①に回答。	×	6分間歩行，上体起こし，開眼片足立ち及び10m障害物歩行テストは実施不可能。
24点未満	設問によっては回答②あるいは，回答③も含まれる。	△	6分間歩行，上体起こし及び10m障害物歩行テストの実施について慎重な検討を要する。 特に，問1，5及び6の回答に注意する。 被測定者の状態により，それ以外のテスト項目の実施についても慎重な検討を要する。
24点以上	ほぼ全ての設問において回答②以上に回答する。 設問によっては回答①あるいは回答③も含まれる。	○	特別な障害がない限り全てのテスト項目について実施可能。 ただし，問1，3，4，5．6において回答①が含まれる場合，実施可能テスト項目について慎重な検討を要する。

108　巻末資料

全身の主要筋（飯沼守夫，女子教養の生理（第12版），南山堂，1983年より）

前頭筋／眼輪筋／胸鎖乳突筋／僧帽筋／大胸筋／広背筋／前鋸筋／腹直筋／外腹斜筋／腸骨筋／大腿三角／長内転筋

口輪筋／広頸筋／三角筋／上腕二頭筋／上腕三頭筋／腕橈骨筋／母指球筋／小指球筋／大腰筋／縫工筋／大腿四頭筋／前脛骨筋／腓骨筋

前　面

後頭筋／僧帽筋／広背筋／大腿二頭筋／腓腹筋／アキレス腱

三角筋／上腕三頭筋／大殿筋／大内転筋

背　面

新体力テスト（12〜19歳）記録用紙

No.		氏　名			本人の住所		都道府県
1. 年　　齢				歳	2. 性　別	男　・　女	
3. 都市階級区分		1. 大・中都市	2. 小都市		3. 町村		
4. 所　　属		1. 中学校　　　2. 高等学校全日制　　　3. 高等学校定時制 4. 高等専門学校　　5. 短期大学　　　　　6. 大学					
5. 運動部や地域スポーツクラブへの所属状況		1. 所属している　　2. 所属していない					
6. 運動・スポーツの実施状況 　（学校の体育の授業を除く）		1. ほとんど毎日（週3日以上）　　2. ときどき（週1〜2日程度） 3. ときたま（月1〜3日程度）　　4. しない					
7. 1日の運動・スポーツ実施時間 　（学校の体育の授業を除く）		1. 30分未満　　　　　　　2. 30分以上1時間未満 3. 1時間以上2時間未満　　4. 2時間以上					
8. 朝食の有無	1. 毎日食べる	2. 時々欠かす		3. まったく食べない			
9. 1日の睡眠時間	1. 6時間未満	2. 6時間以上8時間未満		3. 8時間以上			
10. 1日のテレビ（テレビゲームを含む） 　　の視聴時間		1. 1時間未満　　　　　　2. 1時間以上2時間未満 3. 2時間以上3時間未満　4. 3時間以上					
11. 体格	1. 身長　—　　cm	2. 体重　—　　kg		3. 座高　—　　cm			

きりとり線

項　　目		記　　録		得　点
1. 握　　　力	右	1回目　　　kg	2回目　　　kg	
	左	1回目　　　kg	2回目　　　kg	
	平均		kg	
2. 上体起こし			回	
3. 長座体前屈		1回目　　　cm	2回目　　　cm	
4. 反復横とび		1回目　　　点	2回目　　　点	
5. 持　久　走		分	秒	
20mシャトルラン（往復持久走）		折り返し数　　回（最大酸素摂取量	ml/kg・分）	
6. 50m走			秒	
7. 立ち幅とび		1回目　　　cm	2回目　　　cm	
8. ハンドボール投げ		1回目　　　m	2回目　　　m	
得　点　合　計				
総　合　評　価		A　　B　　C　　D　　E		

新体力テスト（20〜64歳）記録用紙

No.		氏　名			本人の住所		都道府県
1. 年　　齢				歳	2. 性　別		男　・　女
3. 都市階級区分	1. 大・中都市		2. 小都市		3. 町村		
4. 職　　　業	1. 農林・漁業　　2. 労　務　　3. 販売・サービス　　4. 事務・保安 5. 専門・管理　　6. 主　婦　　7. 無　職　　　　　　8. その他（　　　）						
5. 健康状態について	1. 大いに健康　　　　　2. まあ健康　　　　　3. あまり健康でない						
6. 体力について	1. 自信がある　　　　　2. 普通である　　　　3. 不安がある						
7. スポーツクラブへの所属状況	1. 所属している　　　　2. 所属していない						
8. 運動・スポーツの実施状況	1. ほとんど毎日（週3〜4日以上）　2. ときどき（週1〜2日程度） 3. ときたま（月1〜3日程度）　4. しない						
9. 1日の運動・スポーツ実施時間	1. 30分未満　　2. 30分〜1時間　　3. 1〜2時間　　4. 2時間以上						
10. 朝食の有無	1. 毎日食べる　　2. 時々欠かす　　3. まったく食べない						
11. 1日の睡眠時間	1. 6時間未満　　2. 6時間以上8時間未満　　3. 8時間以上						
12. 学校時代の運動部 　　（クラブ）活動の経験	1. 中学校のみ　　2. 高校のみ　　3. 大学のみ　　　　4. 中学校・高校 5. 高校・大学　　6. 中学校・大学　7. 中学校・高校・大学　8. 経験なし						
13. 体　格	1. 身長　　．　　cm　　2. 体重　　．　　kg　　3. 座高　　．　　cm						

項　　　目		記　　　録		得　点
1. 握　　　力	右	1回目　　　　kg	2回目　　　　kg	
	左	1回目　　　　kg	2回目　　　　kg	
	平均	kg		
2. 上体起こし		回		
3. 長座体前屈		1回目　　　　cm	2回目　　　　cm	
4. 反復横とび		1回目　　　　点	2回目　　　　点	
5. 急　　　歩		分　　　秒		
20mシャトルラン（往復持久走）		折り返し数　　回（最大酸素摂取量　　ml/kg・分）		
6. 立ち幅とび		1回目　　　　cm	2回目　　　　cm	
得　点　合　計				
総　合　評　価		A　　B　　C　　D　　E		
体　力　年　齢			歳　〜　歳	

索　引

【あ行】
RM法　56
アイソキネティック・トレーニング　55
アイソトニック・トレーニング　55
アイソメトリック　53
アイソメトリック・トレーニング　53
あがり　75
アデノシン三リン酸（ATP）　21
アネロビクス　23
EPOC（運動後過剰酸素摂取現象）　25
イメージトレーニング　76, 78
イメージリハーサル　76
意欲　73, 75
ウエイト・コントロール　43
ウエイト・サイクリング　13
運動強度　37, 40
運動継続化の螺旋モデル　46
運動後過剰酸素摂取現象（EPOC）　25
運動性無月経　70
エアロビクス　23
エアロビック・エクササイズ　66
AT（無酸素性作業閾値）　23
ATP-PC系　22
ADL　30
エクササイズの原則　51
エスニック（民族）スポーツ　91
エネルギー・バランス　36, 43
LT（乳酸性作業閾値）　24
オスグット・シェラッター病　65
思いやり　79
オリンピック　93

【か行】
過食症　16
構え　73
カルボーネン法　38
基礎代謝量　16, 36
QOL（Quality of Life）　67
虚血性心疾患　25, 68
拒食症　16
筋持久力　29
筋パワー　29
筋力　29, 65
クーベルタン（ピエール・ド・クーベルタン）　93
グリコーゲン　22, 43
グルコース　22, 43
クレアチンリン酸（PC）　21
血圧　26
月経周期異常　14, 70
月経周期　69

原因帰属　74, 75
高脂血症　25
巧緻性　29
行動変容技法　48
更年期　67
更年期障害　67
国際オリンピック委員会（IOC）　93
こころの健康　72
こころの能力　73, 75
骨粗鬆症　17, 66, 68
骨密度　17

【さ行】
サーキット・トレーニング　59
最大骨量　17
最大酸素摂取量　33, 38, 41, 45, 65
最大発育速度（PHV）　64
サイボーグ化　94
三育主義　89
酸素摂取量　38, 45
シェイプアップ　51
自己実現　75, 79
自己分析　74
自信　75
至適年齢　63
脂肪細胞　12
　褐色――　14
　白色――　14
社会的体格不安尺度　17
集中力　75
柔軟性　29
主観的強度（RPE）　41
呪術医　90
狩猟　89
情動　74
食事制限　43
食餌性体熱産生（DIT）　14
除脂肪量　7
自律訓練　77
自律神経失調症　67
身体組成（Body Composition）　7
身体の乱開発　94
心拍数　38, 40
心理的準備　76
スキャモンの発育曲線　63
ストレス　82
ストレッサー　82
ストレッチング　60
　静的――　60
　動的――　60
スポーツ　88
　――の語形　88

　――の世界化　93
　――の大衆化　93
スポーツ・ハンティング　89
生活習慣病　36, 42
生体電気抵抗法　9
摂食障害　16
全身持久力　29, 65

【た行】
体育　89
ダイエット（Diet）　15, 45
体脂肪分布　11
体脂肪率　8, 10, 70
体脂肪量　7
体重変動パターン　19
体術　89
体水分量法　9
体操　89
タイプA行動パターン　87
タイプB行動パターン　87
体密度法　8
体力　28
　――の構成要素　29
　行動――　28
　防衛――　28
体力テスト　30
体練　89
タッチセラピー　85
WHR（Waist Hip Ratio）　11
中性脂肪　12
調整力　64
TCA回路　22
闘奔　90, 92
ドーピング　94
トレーニング
　アイソキネティック・――　55
　アイソトニック・――　55
　アイソメトリック・――　53
　サーキット・――　59
　レジスタンス・――　59

【な行】
内臓脂肪　8
内発的動機づけ　75
乳酸系　22
乳酸性作業閾値（LT）　24
妊婦水泳　70
脳血管障害　25

【は行】
排卵回復率　70
PNF　61
BMI（Body Mass Index）　5, 15

皮下脂肪　8
　　──と疾病率の関係　6
皮下脂肪厚法　9
備蓄エネルギー量　43
肥満
　　過形成性──　13
　　臀部大腿型──　11
　　内臓脂肪蓄積型──　11
　　皮下脂肪蓄積型──　11
　　肥大性──　12
　　腹部型──　11
　　洋梨型──　11
　　りんご型──　11

連合性──　13
ピルビン酸　22
敏捷性　29
フィットネス　28
不定愁訴　67
プラス思考　74
閉経　67
平衡性　29
ボディ・イメージ　16

【ま行】
民族（エスニック）スポーツ　91
無酸素性作業閾値（AT）　23

メッツ（METs）　46
メディカルチェック　67
メンタルトレーニング　76
メンタルマネージメント　74

【や・ら行】
有酸素系　22
理想体重　6
リバウンド　16
リラックス　76, 77
レジスタンス・トレーニング　59

★編者紹介

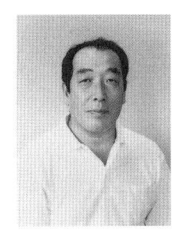

秋峯良二（あきみね りょうじ）
1948年3月5日生まれ　鹿児島県垂水市出身
日本体育大学体育学部体育学科卒業
香蘭女子短期大学教授

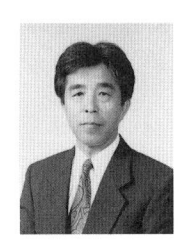

城戸親男（きど ちかお）
1947年5月25日生まれ　福岡県糟屋郡出身
日本体育大学体育学部体育学科卒業
筑紫女学園大学教授

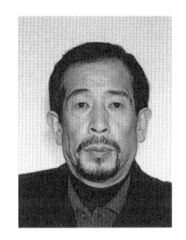

美山泰教（みやま やすのり）
1948年2月5日生まれ　福岡県嘉穂郡出身
日本体育大学体育学部体育学科卒業
西南女学院大学短期大学部教授

★執筆者紹介

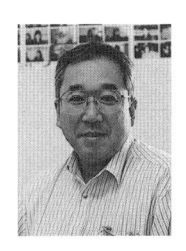

宇部　一（うべ まこと）
1960年6月9日生まれ　滋賀県大津市出身
広島大学大学院学校教育研究科修了（教育学修士）
大阪商業大学総合経営学部教授
第1章，第2章担当

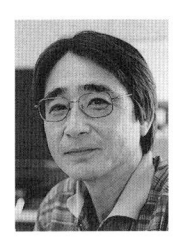

大浦隆陽（おおうら たかはる）
1950年7月9日生まれ　佐賀県唐津市出身
熊本大学教育学部卒業
福岡国際大学教授
第8章担当

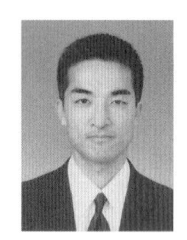

角南良幸（すなみ　よしゆき）
1968年7月27日生まれ　岡山県岡山市出身
福岡大学大学院体育学研究科体育学専修運動健康学専攻修了（体育学修士）
福岡女学院大学教授
第4章担当

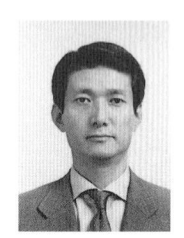

高野一宏（たかの　かずひろ）
1953年11月4日生まれ　福岡県筑紫野市出身
日本体育大学大学院体育学研究科修士課程体育史専攻修了（体育学修士）
西南学院大学准教授
第10章担当

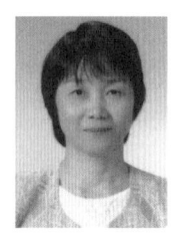

宮嶋郁恵（みやじま　いくえ）
1956年9月3日生まれ　島根県邑智郡出身
福岡大学大学院体育学研究科体育学専修運動健康学専攻修了（体育学修士）
福岡女子短期大学准教授
第6章，第7章担当

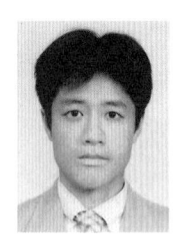

宮平　喬（みやひら　たかし）
1964年7月21日生まれ　沖縄県那覇市出身
日本体育大学大学院体育学研究科体育方法学専攻修了（体育学修士）
筑紫女学園大学准教授
第3章，第5章担当

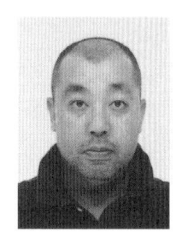

柳井義裕（やない　よしひろ）
1965年4月17日生まれ　山口県美祢市出身
日本体育大学体育学専攻科修了
福岡こども短期大学准教授
第9章担当

快適な身体環境を求めて [第2版]

2001年10月 1 日	初 版 第1刷発行	定価はカバーに
2012年 3 月30日	第2版第1刷発行	表示してあります
2021年 9 月10日	第2版第4刷発行	

編 者　秋峯良二
　　　　城戸親男
　　　　美山泰教
発行者　中西　良
発行所　株式会社ナカニシヤ出版
　〒606-8161　京都市左京区一乗寺木ノ本町15番地
　tel.075-723-0111
　fax.075-723-0095
　郵便振替　01030-0-13128
　URL　http://www.nakanishiya.co.jp/
　E-mail　iihon-ippai@nakanishiya.co.jp

装丁＝白沢　正／印刷・製本＝ファインワークス
Copyright © 2001, 2012 by R. Akimine, C. Kido, and Y. Miyama
Printed in Japan
ISBN978-4-7795-0650-5　C3075

◎本書のコピー，スキャン，デジタル化等の無断複製は著作権法上での例外を除き禁じられています．本書を代行業者等の第三者に依頼してスキャンやデジタル化することは，たとえ個人や家庭内での利用であっても著作権法上認められておりません．